René BERTRAND

Dialogues avec le corps sous l'éclairage de l'eutonie

René BERTRAND

Dialogues avec le corps sous l'éclairage de l'eutonie

2ème édition

Éditions Vie

Imprint
Any brand names and product names mentioned in this book are subject to trademark, brand or patent protection and are trademarks or registered trademarks of their respective holders. The use of brand names, product names, common names, trade names, product descriptions etc. even without a particular marking in this work is in no way to be construed to mean that such names may be regarded as unrestricted in respect of trademark and brand protection legislation and could thus be used by anyone.

Cover image: www.ingimage.com

Publisher:
Éditions Vie
is a trademark of
Dodo Books Indian Ocean Ltd. and OmniScriptum S.R.L publishing group

120 High Road, East Finchley, London, N2 9ED, United Kingdom
Str. Armeneasca 28/1, office 1, Chisinau MD-2012, Republic of Moldova, Europe
Managing Directors: Ieva Konstantinova, Victoria Ursu
info@omniscriptum.com

Printed at: see last page
ISBN: 978-620-8-87731-6

A la mémoire de mon ami Jean DELABBE

Remerciements à Jean- Michel COUTERET et à Marie- Claire GUINAND,
lecteurs assidus et critiques avisés

Du même auteur:

Corps sensible et E.P.S. (épuisé)
En balayant (nouvelles)
Enseignants, vous avez un corps ....

1 – Introduction

Si je dis : « *J'ai un corps* », je ne risque pas d'être contredit. Tout au plus quelqu'un me demandera pour quelle raison j'éprouve le besoin d'affirmer une telle évidence. Pourtant, dans l'expression « *J'ai un corps* », le verbe *avoir* prend un sens bien particulier. Dans « *J'ai une maison, j'ai un stylo, j'ai une auto* », maison, stylo, voiture m'appartiennent. J'en suis propriétaire. On ne saurait m'en déposséder, mais je peux vendre ma maison, donner mon stylo, changer de voiture. Ce que je ne saurais faire avec mon corps. Il est et je suis, il n 'est plus et je ne suis plus. Il dépend de moi, je dépend de lui. Sans jamais se séparer, *moi* et *lui* parfois se confondent, ne font qu'un. A d'autres moments, chacun devient plus distinct. Entre les deux, le dialogue fluctue.

Pour qu'un dialogue constitue un véritable échange, il faut que les messages envoyés soient décryptés et compris par chacun des interlocuteurs. Il arrive que des difficultés surgissent au cours d'échanges paroliers, soit parce que l'expression du locuteur ne reflète pas exactement sa pensée – problème langagier – soit parce que l'interlocuteur n'a pas à sa disposition les moyens (connaissances, codes) pour saisir ce qu'on lui dit, soit encore parce que des modèles de pensée s'avèrent gênants ou que des détonateurs d'émotivité soient prêts à déclencher une situation propre à brouiller le message. Avec notre corps, les échanges s'effectuent de façon différente, l'essentiel passant par la sensation et la perception en interne, l'expressivité corporelle en externe. La mise en mots de ce qui se passe a son utilité, particulière en l'occurrence

Dans la trilogie *âme, corps, esprit*, ce que désigne chacun de ces termes a évolué au cours des âges et selon les milieux. Leurs relations réciproques aussi. Les religions de l'Occident et leur contexte sociétal ont longtemps placé l'âme au premier rang. C'était la pièce essentielle de l'individu puisqu'en rapport avec le divin. Il fallait veiller soigneusement à assurer son salut par une vie terrestre exemplaire (notion variable) conditionnant notre accueil et notre destin dans l'autre monde. Autre signe de son caractère précieux, c'était la convoitise qu'elle suscitait chez ses piégeurs habituels, les démons et Satan lui- même. Le sujet a été abondamment traité dans la littérature, la peinture, la sculpture. L'air célèbre « *J'ai vendu mon âme au diable...* » résonne toujours dans les esprits. De nos jours, parler de l'âme est moins fréquent. Restent des expressions courantes comme « Perdre son âme », « Vendre son âme », dont la vigueur expressive ancienne s'est fortement amenuisée. En étant un peu réducteur, on pourrait dire que, dans notre culture actuelle, l'âme est évoquée avec parcimonie et laisse pratiquement seuls en tête- à- tête l'esprit et le corps. Lesquels, en partie de ce fait, ont accédé à de nouveaux statuts. Des notions de conscient et d'inconscient, d'attention et d'intention, d'énergie sont venues compléter – et complexifier - la paysage. Selon l'importance relative qu'on leur accorde, cela conduit à multiplier les façons de considérer l'humain dans sa généralité et, partant, à diversifier les définitions du corps.

A tel point qu'une revue, jadis, prit pour titre : « *Quel corps* ? »
Question à laquelle une réponse univoque et indiscutable n'est même pas envisageable, mais qui fournit encore de beaux sujets de réflexion. Prenons quelques exemples :

J.F. BILLETER, philosophe et sinologue, écrit ceci :
« J'appelle « corps » toute l'activité non consciente qui porte mon activité consciente et d'où surgit le mot manquant ou l'idée nouvelle. Lorsque j'agirai, j'appellerai « corps » l'ensemble des énergies qui soutiendront et nourriront mon action »
Quelques lignes plus loin :
« .... je me représente nos différentes formes d'activité conscientes comme comprises dans l'activité du corps, le corps n'étant rien d'autre que de l'activité »(1)
Avec cette définition, la notion de *corps* se trouve élargie. Elle déborde largement le *corps charnel* pour proposer un ensemble dynamique se caractérisant par sa capacité d'action, avec l'énergie qui l'anime et la soutient. Une importance particulière est accordée au non- conscient. En accentuant le trait, nous serions proches de cette idée périodiquement exprimée et selon laquelle la vie mentale ne serait qu'un épiphénomène par rapport à un ensemble beaucoup plus important.

C.G. JUNG (1875 – 1921) nous parle aussi d'énergie:
« Volonté, intérêt, émotion et tant d'autres sont des expressions qui n'ont de sens que par l'idée de potentiel énergétique qu'elles traduisent.
....
Le psychisme apparaît comme un réservoir d'énergie dans lequel nous puisons sans cesse et qui pourtant se conserve pendant toute l'existence » (2)
C'est le psychisme qui est alors désigné comme réservoir d'énergie.
On en parle aussi chez d'autres auteurs, avec d'autres termes, d'autres définitions, d'autres localisations. Cela peut être un résultat d'observations, un postulat en rapport avec une idéologie, une hypothèse de travail née d'une curiosité exploratrice. Il s'agit toujours d'une approche de ce qui fait que nous pouvons fonctionner, en tant qu'êtres vivants, grâce à ce dynamisme que certains ont justement traduit par le joli terme de « *vivance* ».
Une anecdote nous donnera une toute autre idée de nos rapports avec le corps : *un ami et moi écoutions, pendant un congrès, un exposé sur les limites des prérogatives de chacun des corps de métier habilité à intervenir auprès d'un humain en difficulté. Je m'ennuyais. Mon ami s'ennuyait. Il se mit à crayonner et me montra son dessin. D'une sorte de nuée descendait un câble. A son crochet terminal, une civière avec un corps allongé. L'ensemble survolait une « **Station service de santé** » Sur le drap recouvrant le corps, on pouvait lire : « **Réparez- le. Je viendrai le chercher demain** »*

(1) BILLETER (Jean- François) – Un paradigme – Allia – 2012- p. 12
(2) JUNG (Carl – Gustav) – L'énergitique psychique – Georg et Cie – 1981 – p. 12

De façon humoristique, cette anecdote nous rappelle que lorsque nous nous sentons défaillant ou lorsque nous préparons une performance à la limite de nos possibilités, il nous arrive de solliciter d'autres personnes qui vont entendre notre demande, nous examiner et nous conseiller. Nous suivrons ou non ces conseils. Dans certains cas, comme celui d'une anesthésie générale, « *faire confiance* » prendra son sens le plus radical.

Dans cet ouvrage, nous nous intéressons surtout aux conditions nécessaires pour qu'une communication s'établisse, pour qu'un dialogue s'instaure. Des exercices d'étude sont proposés, de forme simple et partant, de description facile. Toutefois ils n'auraient que peu d'intérêt si on ne tenait pas compte de l'ensemble dans lequel ils sont inclus ni de l'attitude d'esprit et des formes d'attention sollicitées. Presque toutes ont été réalisées au cours d'une longue pratique, dans des secteurs et avec des contextes particuliers. Les formes sont diverses, la démarche suivie constituant le facteur unificateur.

2 - Ouverture d'un dialogue

Louis est seul, allongé sur une couverture. Chaque partie de son corps ressent, de façon atténuée, le contact avec le parquet. Tête, dos, fesses, talons ont chacun des capacités perceptives qui leur sont propres. Ces différences sont accentuées par les variations des pressions qu'elles exercent sur le sol comme par la répartition des tensions locales. Louis porte son attention sur une zone (intention déterminée) ou bien c'est l'une d'elles qui attire son attention (sollicitation). Il en reçoit des informations mélangées, à la fois sur la consistance du sol et sur les variations d'état de la partie corporelle concernée par ce contact. Du quasi- douloureux à l'agréable, les perceptions évoluent. Le ressenti change en même temps que le corps se détend. Progressivement, Louis accepte et même recherche le contact avec le sol, voire *dans* le sol.
Dirigeant son attention vers une région plus ou moins étendue de son corps, il recueille des renseignements dont une bonne partie, d'ordinaire, n'arrivent pas à la conscience claire. Là, c'est la consistance du sol qui domine, là, c'est le volume d'un bras qui devient bien présent, là encore, c'est une sensation de chaleur ou de froid. Son attention, à la fois focalisée et ouverte accueille et questionne. A sa façon, son corps appelle ou répond. Dialogue. Au fur et à mesure que les images arrivent, des questions naissent. Louis trouve quelques « C'est parce que ... » plutôt rassurants que pertinents, mais des indésirables se glissent aussi subrepticement : « Est- ce que c'est normal ? », en référence à quelque norme supposée, sociale ou autre, jusqu'au particulièrement inquiétant : « Est- ce que je suis normal ? »
Un moment, Louis reste tout entier à son exploration. Puis d'autres autres idées viennent, envahissant son esprit. Certaines, fugaces, ne font que passer, d'autres s'incrustent. Le dialogue, jusque là circonscrit, a été perturbé. Louis essaye de revenir à l'état antérieur. Difficile. Voilà quelques jours, dans la même situation, agacé, il s'est levé pour aller vaquer à d'autres occupations. Aujourd'hui, il s'endort.

Louis est dans la quarantaine. Sa vie familiale et sa vie professionnelle sont plutôt satisfaisantes, bien qu'il les éprouve de plus en plus comme trop calmes et monotones . Il aspire, encore vaguement, à quelque chose d'autre pour lui- même, mais à un quelque chose qui ne nuirait pas au confort et à l'agrément de son cocon habituel. Il a entendu parler de méthodes de relaxation, de développement personnel, etc. Des amis lui ont donné des adresses. Il a suivi plusieurs cours, choisissant la diversité dans le but de se « faire une opinion ». Il a été surpris par ces pratiques qui lui faisaient découvrir des rapports d'un nouvel ordre avec son corps, avec l'environnement et avec les autres.

Confiant dans ses capacités intellectuelles qui, jusqu'ici, l'ont convenablement servi, il a pensé avoir compris de quoi il s'agissait et décidé de voler de ses propres ailes.

Il réalise maintenant que ce qu'il pensait simple ne l'était pas autant qu'il le croyait.

Avoir compris signifie habituellement avoir appréhendé un phénomène par un processus intellectuel. Etre capable de susciter et accepter de nouvelles formes de relations avec et par le sensible, c'est différent. Un apprentissage est nécessaire. Bien que de caractère particulier, il n'échappe pas aux lois du genre. Selon les individus et le but recherché (qui peut changer avec le temps), il comporte une succession d'équilibres variables et peu prévisibles entre disponibilité, engagement personnel, aide extérieure. Ce n'est pas un chemin rectiligne mais une suite de découvertes et d'erreurs, de demandes et de refus, de satisfactions et de déconvenues. Louis cherche.

Groupe : Louis est allongé sur sa couverture avec, autour de lui, une dizaine de personnes dans la même situation. G. dirige la séance. Elle nomme une partie du corps, volumineuse (une cuisse) ou de surface réduite (le front), donne du temps à ses élèves pour porter leur attention sur cette région, laisser venir l'information et faire, pour eux- mêmes, le bilan de ce qui s'est passé. Chacun s'assied quand il pense avoir terminé (momentanément) sa quête. C'est le temps de la parole. Hésitation ou précipitation pour parler le premier. Quelques- uns restent silencieux. On entend des récits de ce qui a été éprouvé, parfois semblables, parfois bien différents. G. écoute, sans privilégier un témoignage plutôt qu'un autre. Viennent quelques remarques visant à montrer la cohérence des phénomènes constatés avec les connaissances scientifiques ou autres du moment. Tentatives explicatives ou justifiantes?
Parfois quelques mots de G et on en reste là.

Qu'il soit seul ou en groupe, la position de Louis est banale (allongé sur sa couverture). Dans un lit, sur une plage, il y a matière à la même description spatiale. Vu de l'extérieur, pas de différence : un individu est couché sur le dos. Est- ce que cela constitue un « exercice » ? Oui, à condition de ne pas lier la notion d'exercice à du mouvement ou à des positions bien définies. Dans le cas de Louis, la position dans laquelle il se trouve n'a pas d'importance en elle- même, si ce n'est qu'elle facilite la disponibilité nécessaire pour déployer cette forme d'attention inhabituelle favorisant rencontre et dialogue avec le corps. En fait, on pourrait dire que Louis, curieux, éclaire une région de son corps. Ainsi mise en alerte, elle réagit et s'exprime dans ce langage particulier du sensible. Habitués à un autre vocabulaire et à une autre grammaire, il nous faut du temps pour l'accueillir et l'admettre.
Quand il était seul Louis était distrait par l'arrivée inopinée d'une surabondance d'idées. Il a réalisé qu'à ce stade au moins, il lui fallait encore de l'aide. D'où sa présence dans le groupe dirigé par G. Le seul fait d'entendre régulièrement les consignes facilite sa concentration sur l'objet de son attention.
L'incitation à « papillonner » s'amoindrit. Cependant d'autres idées viennent quand même le distraire. Il essaye de suivre le conseil de G. : ne pas se crisper en les repoussant, mais les accepter et les laisser passer. Délicat.

Beaucoup de nos contemporains ont des conditions de vie semblables à celles de Louis. Certains aspirent – de façon vague – à « autre chose » et vont vers des activités

considérées comme *corporelles*. L'éventail est large. Il y a le sport, avec l'entraînement- développement corporel qui s'y rattache. Une autre branche est représentée par le culturisme et la célébration du « culte du corps », selon l'expression de G. Perrin. Nous y trouvons aussi toutes les conduites reflétant l'intention de mettre ses formes corporelles en accord avec les modes du moment...
Un peu par hasard, Louis s'est dirigé vers une catégorie aussi peu précise que ses propres aspirations et définie par son objectif de « développement personnel ». Notons toutefois que la diversité que recouvre ce titre ne saurait égaler ce que l'on évoque en parlant, par exemple, de « La Science ». A ce *développement personnel* concourent, outre la pièce principale constituée par notre génome, la nourriture, l'apprentissage de la lecture, les soins qui nous sont prodigués et bien d'autres éléments de notre vie courante.
En rétrécissant le champ et en retrouvant Louis sur son tapis, une zone est circonscrite, où le verbe *faire,* sans être absent, laisse une place importante à son partenaire habituel le verbe *être* et où la primauté (trop) accordée à *l'entendement* laisse le *sensible* peser davantage dans l'autre plateau de la balance.
Il y a bien longtemps, alors que notre espèce prenait sa forme physique actuelle, les sens étaient davantage sollicités, et autrement. Dans l'environnement du moment, avec la faible densité de la population humaine et ses moyens d'action limités, c'était une affaire de survie. Les perceptions de son propre corps, du corps des autres, de celui des animaux n'étaient pas comparables à ce qu'elles sont actuellement. Le « dialogue avec le corps » était plus spontané, les renseignements captés par les sens plus variés, sélectionnés et utilisés autrement. Notre civilisation actuelle, qui intellectualise, standardise et conditionne ne permet plus, au jour le jour, ce type de relation. Cependant émotions et pulsions, jaillissant sans préavis, témoignent d'une vie profonde en nous, dont les manifestations parfois nous surprennent en émergeant dans notre champ conscient et influençant nos comportements.
Louis prête attention à son corps d'une façon nouvelle. En percevoir et admettre le langage n'est pas chose facile et immédiate. Peu à peu, Louis s'habitue et envisage autrement son corps. Un paradigme de communication inédit s'instaure. Aujourd'hui, cela se fait dans l'immobilité, mais il sera un jour opérationnel de façon permanente, développant ses effets dans bien d'autres circonstances, comme nous le verrons dans les chapitres suivants.

3 - Disponibilité, attention, intention.

Notre attitude envers notre corps conditionne en bonne partie ce qu'il peut nous dire comme ce que nous pouvons en entendre ou en comprendre. Les situations bien réelles que va vivre Paul illustrent cet aspect du dialogue avec son corps.

Notre corps est là, toujours là, c'est une évidence. Mais pour chacun de nous et suivant les circonstances, cette présence revêt bien des formes. Quand nous dormons, nous n'en avons pas conscience. Dans la journée, il y a des périodes où il ne nous dit rien, où nous ne lui disons rien. A d'autres moments, il attire notre attention, ou bien c'est notre attention qui est dirigée vers lui. Quelques exemples :

- Paul est heureux. Il profite de cet état. *Psyché, soma, raisonnement et sensation*, les distinctions portées par ces concepts s'effacent dans la globalité de l'instant. Paul est tout entier dans cette plénitude. *Corps et âme*, comme on disait jadis, le *et* ne marquant pas la séparation mais l'union, la fusion des deux signifiés. Des anthropologues parleront d'intériorité et de physicalité, confondues à cet instant.
- Paul est au départ d'une course de 100 mètres. Son corps prend les positions habituelles correspondant aux ordres successifs du starter. La situation réciproque des segments corporels et les hiérarchies toniques varient au fur et à mesure que se construit la position la plus favorable pour répondre instantanément au signal sonore libérant les concurrents. Après l'arrivée, on parle des rapports amplitude- fréquence des foulées, de la position du corps, du jeu des bras. De l'effort bref et intense de la course, il ne reste à Paul que le souvenir, vers la fin, d'une légère crispation

Paul n'est pas *en forme* : pensées plutôt pessimistes, sensations vagues et dynamique affaiblie. Il fait appel à quelques *parce que* rassurants mais de valeur explicative incertaine. Cela va passer, ça passe. Pourquoi ? Il n'en sait rien.

- Paul se sent malade. Qu'est- ce qu'il a ? Une attaque microbienne ? La défaillance d'un organe ? Il va voir un médecin. Il lui raconte. Examen clinique, investigations complémentaires, diagnostic, pronostic. Une distance s'est installée entre Paul et son corps. Il voudrait que ce corps, qui le gêne, soit une machine que l'on donne à réparer, en étant le moins possible impliqué dans l' affaire.

Dans la première situation, Paul éprouve des sensations floues, à tonalité agréable. Elles résultent d'un concours de circonstances qu'il a peut- être en partie provoquées. De toute façon, ces sensations ont été appréhendées, comparées, identifiées pour leur plus ou moins grande résonance avec des éléments du stock mémoriel. Une partie en est devenue intelligible et transparaît dans le vaste champ d'une attention diffuse.

Pendant les phases précédant le départ du 100 mètres, l'attention de Paul est entièrement orientée (pré- occupée) par une attente particulière, celle du signal

sonore. Les positions adéquates *se prennent* et la mise en forme tonique *s 'effectue* presque automatiquement.
C'est le résultat d'un long apprentissage visant à faire que les qualités innées soient aiguillées au mieux pour la construction des capacités nécessaires à l'accomplissement de la meilleure performance. Nous sommes en grande partie dans le non- conscient. Seul un incident serait susceptible d'alerter la conscience claire.
Lorsqu'il n'est *pas en forme* – qu'il s'éprouve ainsi – Paul capte des renseignements peu identifiables, difficilement interprétables. Quand il se sent malade – se croyant ou étant malade – son attention se dirige vers son corps, cherchant à capter des indices qui l'aideraient au moins à nommer son mal.
Ne trouvant rien de certain, il va demander de l'aide.
Ces variations constatées des *formes d'attention* nous donnent une idée de cet espace indéterminé, à la fois frontière, lieu de passage et de rencontre où le sensible génère du conscient et se combine avec le non- conscient. Dans ces situations, nous passons d'une attention large et disponible pour accueillir ce qui vient du corps à une attention focalisée, pré- occupée par l'attente d'un signal particulier venant de l'extérieur.

Cet ensemble de situations montre que nous pouvons aussi aller vers, enquêter, solliciter, provoquer. Prenons un exemple, si j'ose dire, *plus près du corps.*
Paul est allongé sur une couverture ou un petit tapis. Il pourrait aussi bien être assis ou debout, mais cette situation couchée offre l'avantage d'un contact large et stable avec le sol, ainsi qu'un minimum de contraintes posturales. Paul laisse passer le temps nécessaire pour que son corps s'habitue à cette situation. La perception des points de contact s'atténue, disparaît. Son corps ne lui envoie pas d'informations conscientes. Paul n'a rien à lui dire. Moment d'équilibre entre le passé et l'avenir. Stabilité, disponibilité. Paul porte son attention sur un bras. Il n'a pas d'intention particulière. Il ne va pas demander à ce bras de bouger, de changer de position. Paul attend, le champ de son attention limité à cette partie du corps. Des perceptions arrivent : près de l'épaule, une tension s'efface ; plus tard, il aura peut- être une impression de plus grand volume, de chaud, de froid, etc. Parfois une détente locale s'étendra à d'autres territoires.

Nous avons distingué précédemment plusieurs sortes *d'attention et d'intention,* chacune étant tributaire de contextes plus ou moins favorables à son développement. Cependant, même si ces conditions sont remplies, la *disponibilité,* aussi utile à l'accueil large qu'à la focalisation ne sera pas nécessairement obtenue.

Revenons au cas de Paul allongé sur le tapis avec très peu d'affects extérieurs et un corps devenu silencieux. Il dirige sa pensée vers son bras, mais une idée vient, puis une autre.
Au bout d'un instant, une préoccupation oubliée fait à nouveau surface et envahit tout le champ conscient. Le dialogue de Paul avec son corps est interrompu.
Il lui faudra du temps pour cesser de se défendre et de se crisper contre ces

envahisseurs intempestifs. Un jour il sera capable de les laisser passer en leur accordant seulement une attention légère qui ne leur permettra plus de prendre la consistance nécessaire pour envahir et saturer le champ conscient en profitant de ce moment de relative vacuité.
C'est d'ailleurs un problème que l'on rencontre habituellement dans les voies qui conduisent vers la méditation ou la concentration, voire dans les relations avec les autres ou l'environnement, au quotidien. Au moins au début, une personne compétente capable de vous indiquer le chemin est utile.
Un parallèle avec des processus d'enseignement classiques nous aidera à comprendre la démarche. Des maîtres aident les enfants à accéder à la lecture, à l'écriture, au calcul et au développement d'aptitudes plus générales, qui leur seront utiles à chaque étape de leur vie. Arrivent l'adolescence puis l'âge adulte où, grâce en partie à ces acquisitions antérieures, ils seront capables, de façon autonome, d'aborder des situations complexes, différentes des exercices d'étude proposés par les enseignants. Restent la singularité de chaque individu et la façon dont les premières notions ont été inculquées, facilitant ou non leur souplesse d'utilisation.
Le dialogue avec notre corps pourrait être représenté par un schéma identique réunissant inné et acquis, conscient et non- conscient, stéréotypes fixés, capacités plus larges et adaptables. Ces échanges, ces aller- retour avec notre corps, trois termes aideront plus particulièrement à les comprendre et à les exprimer : *intention, attention, disponibilité.*
Tout en restant dans les champs de signification de ces concepts, voyons les acceptions qu'ils peuvent prendre au cours des tâches particulières que nous leur assignons.
Si j'ai *l'intention* de cueillir une pêche sur un espalier, mon *attention* sera orientée vers cet objectif. Mon corps organisera discrètement une suite d'actions et de régulations aboutissant au geste convenant à la saisie du fruit. Je n'ai pas conscience de ces opérations sauf, à la fin, lorsque ma main a senti la consistance de la pêche.

Dans ce cas, mon *intention* était claire et mon injonction muette ne présentait pas de difficulté pour être accomplie par mon corps- exécutant. Seule la survenue intempestive d'une guêpe ou de quelque élément perturbateur aurait pu nuire à la *disponibilité* nécessaire pour mener à bien cette opération.

Dans notre vie quotidienne, nos états et nos actions pourraient être décrits comme une suite de dosages complexes entre *disponibilité, attention, intention* dont un des avatars serait la *disposition*, cette disponibilité pré- orientée (Il est bien disposé ; elle est disposée à ...)
Disposition, attention, intention, autant de concepts dont le jeu réciproque, fait de coopération, de complémentarité mais aussi de contradiction ou d'exclusion détermine à tout moment l'attitude de chaque humain envers lui- même, les autres et le monde environnant.

4 – Découvertes sensibles

Pour ces élèves de 6°, c'est une séance de « course de vitesse ». Préparant à la démarche qui sera suivie aujourd'hui, l'attention au *sensible* a été exercée au cours des séances précédentes.

C'est venu par petites doses : sentir son corps au contact avec le sol, prendre une autre position et repérer les changements sensibles dans cette nouvelle configuration, s'appuyer des deux mains contre un mur, pousser ce mur en ressentant dans son propre corps les effets de cette poussée, trouver la position des pieds la plus favorable pour une action efficace, se tirer, se pousser à deux. En bref, demander au corps de faire quelque chose dans une forme simple, banale et s'intéresser à la façon de le faire comme à ce qui s'en suit. La curiosité éveillée, c'était plutôt amusant.
Pendant les pauses, chacun parlait à sa façon de ce qui s'était passé : « *j'ai senti ceci, j'ai senti cela, j'avais placé mes j'ai pieds trop près du mur, je ne pouvais pas bien pousser. Oui, mais toi, tu m'as tiré quand je ne m'y attendais pas ....* »L'enseignant, que nous appellerons R. écoutait n'intervenant guère que pour demander quelques précisions.
Aujourd'hui, ça devient sérieux : on va faire de la course ! Bien sûr, à cet âge , on court spontanément et souvent. Mais « faire de la course » est différent. C'est accéder au monde du sport, à celui des champions. Imagination, identification.
Des consignes sont données : chacun va courir vite, lentement, s'arrêter brusquement, bondir, etc. ça bouge, ça va dans tous les sens. Concentration sur ce que l'on fait, imitation d'autres comportements, quelques bousculades. Quand l'ardeur commence à baisser, on s'arrête. C'est le temps de la parole, surabondante chez certains, inexistante pour d'autres. Plusieurs ont ressenti des choses semblables. Pour d'autres, c'est différent. *C'est pas possible ; mais si ! C'est pas parce que toi .. moi c'était pas comme ça.* Diversité. Relativité. Les autres ne disent pas tous pareil, moi aussi j'ai bien le droit d'avoir senti autre chose. Il n'y a pas du *normal* et de *l'anormal* , mais de la *diversité* acceptée. R. laisse dire, modère certains qui auraient tendance à considérer leur cas comme exemplaire de *ce qu'il faut sentir* et soutiennent trop vigoureusement ce qu'ils présentent comme *la vérité*. Des petits ajustements maintiennent la nécessaire ouverture.
D'autres consignes sont données : sur place, on va sautiller à pieds joints en repoussant le sol de façon plus ou moins énergique à chaque rebond. Arrêt. Quelques commentaires. Question : dans quelle direction avez- vous repoussé le sol ? A la verticale. Encore quelques sautillements pour bien prendre conscience de cette verticale qui va jusque dans le sol. Et si on essayait de repousser suivant une oblique ? Vers la droite, pour essayer. Certains, dès les premiers rebondissements, se déplacent vers la gauche. D'autres cherchent, ne réussissent pas à entrer dans le sensible ainsi sollicité ou imitent simplement la forme des bonds de leurs camarades. Les consignes varient : on repousse le sol avec des obliques avant, arrière, etc. Pour la plupart, la découverte est devenue jeu.

Question d'un élève : « *quand est-ce qu'on va faire de la course* ? »
La suite, ce sera effectivement le passage à la course avec, à chaque appui, la conscience de la direction du repoussé dans le sol. Qu'est- ce qui change si on modifie cette direction ? Quel nouvel équilibre ? Quel nouveau placement du corps par rapport à la verticale ? En fonction de la vitesse recherchée, quelle est la direction de poussée la plus efficace ? Et quand on la modifie, qu'est- ce qui se passe ? Infinité de questions, autant de motifs pour chercher, essayer, puis formuler processus et résultats.

Remarques :
Si les circonstances ne sont pas trop défavorables (atmosphère générale de l'établissement, groupe particulier d'élèves, etc.), un tel processus peut se dérouler sans difficulté. La pédagogie développée sera variable selon les lieux et les cas, tout en poursuivant les mêmes objectifs.
Chacun de nous subit les effets de l'attraction terrestre. La pesanteur, nous n'en avons pas conscience d'ordinaire, tant notre corps est habitué, conditionné et en bonne partie construit pour vivre et agir dans ces conditions permanentes.
Se trouver déséquilibré, soulever un objet lourd nous en font – indirectement – prendre conscience.
En fait, ce que nous avons précédemment relaté présente plusieurs caractéristiques. C'est une préparation à des activités socialement reconnues – motivantes. Plus généralement, il dégage et met en jeu des mécanismes pour la plupart innés, laissant le corps libre de s'organiser pour prendre en compte l'intention d'action et la traduire en acte. Immense domaine du non conscient. On pourrait résumer ainsi la situation : j'ai une intention, je passe commande et *ça se fait.* Essayons de rester au plus près de cette formulation.
Continuons à nous placer dans la perspective sportive de la course, où il faut utiliser de façon optimale les énergies disponibles pour parcourir aussi vite que possible la distance (avec ou sans obstacles) séparant le départ de l'arrivée. Cette notion de repousser dans le sol selon une oblique variable constitue un repère sensible intéressant pour que le placement du corps s'oriente en fonction des distances et des moments : départ et mise en action pour la course de vitesse, attaque de l'obstacle et reprise de course pour les haies, équilibre du corps pour des courses plus longues, etc.
Ces angles du repoussé dans le sol et de l'axe du corps par rapport au sol ne constituent plus seulement des figures géométriques que l'on peut repérer, situer, décrire mais, pour le coureur, des guides sensibles entrant dans une préparation visant, entre autres, à une organisation économique en faisant appel à des mécanismes longuement façonnés au cours des millénaires où s'est poursuivie l'évolution de notre espèce.

Libérer plutôt qu'ajouter, ce qui n'empêche pas et même favorise des ajustements particuliers en fonction de la spécialité.

La course n'est qu'un exemple. Il existe beaucoup de spécialités, en restant dans le domaine sportif, qui peuvent bénéficier de cette approche : le dribble en football, le cadrage- débordement en rugby, les changements brusques de direction d'un basketteur, le bondissement des danseurs, etc. Mais aussi pour pousser une brouette.

Dans toutes ces situations, il est question d'appuis, de sensations et de perceptions : nous sommes en terrain connu.Cette pédagogie s'adresse au sensible et au conscient tout en libérant autant que faire se peut le non- conscient. Ce qui en résulte garde une bonne souplesse d'orientation, par suite du mode d'apprentissage. Une « toile de fond » est ainsi dégagée, à laquelle peuvent s'adjoindre des éléments techniques pour l'accomplissement de tâches particulières, mais sans perdre de vue le fonctionnement de ces montages fondamentaux propres à l'humain.

Rencontre- dialogue : Ces deux termes prennent ici une signification particulière dans la mesure où ce que l'on demande au corps est formalisé *a minima*, laissant une large liberté de réponse et, pour le « donneur d'ordres », une attente ouverte, sans idée préconçue, de ce qui va advenir.

Nous avons pris pour exemples des situations sportives parce que plus immédiatement parlantes, mais cette démarche est bien plus générale, pour tous les secteurs de la vie courante.

5 - Corps, silence et communication.

La population scolaire concernée comme la particularité de l'environnement expliquent et justifient le développement d'une pédagogie centrée sur l*e sensible*. Mais semblable démarche est concevable dans bien d'autres circonstances.

Deux mots sur le lieu et le contexte :

Une pente raide part du lit de la Durance et monte en nappe jusqu'à une crête ondulant autour de 2.500 mètres. En bas, les deux étages de la ville de Briançon. Entre les deux, le Lycée d'altitude (1.270 mètres). Plus haut, vers 1.400 mètres, un chemin presque horizontal coupe la pente caillouteuse. Une dizaine de mètres en contre- bas, il y a un replat ombragé par des pins. C'est un bon endroit pour profiter de l'air sec et du soleil des Alpes du Sud en ce début de Mai.

Une classe de sixième occupe les lieux. Les élèves reprennent leur souffle après la rude montée. Le statut et la composition de cette classe sont particuliers . Elle participe à l'expérience des « Classes à mi- temps pédagogique et sportif » lancée dans quelques établissements au début des années 1960. Ainsi 9 heures d'activités physiques et sportives sont inscrites à son emploi du temps. Autre originalité, elle est composée de jeunes asthmatiques venant de tout l'hexagone (principalement de Paris et Marseille). Dans ce micro- climat d'altitude, leurs crises cessent ou surviennent rarement, ce qui entraîne un véritable changement dans leur vie. Il existe maintenant pour soigner l'asthme des traitements autres que l'aérothérapie en altitude (longtemps préconisée aussi – avant les antibiotiques – pour les personnes atteintes de tuberculose). Maintenant, pour nos jeunes asthmatiques, le gain de santé, souvent spectaculaire, contrebalance en partie les inconvénients d'une séparation familiale. Certains de ces « curistes » sont pensionnaires au Lycée, d'autres hébergés dans des « Maisons d'enfants » spécialisées. Tous sont scolarisés dans les écoles élémentaires ou au Lycée. Certains sont capables de suivre une scolarité normale. Pour d'autres, de longues absences dues à la maladie ont abouti à des retards importants dans leur cursus scolaire. Aussi bénéficient- ils, après les cours, d'une « étude dirigée » où se succèdent les professeurs de leur classe qui les aident à combler leurs lacunes.

Ce contexte est important pour comprendre que ce qui suit fait partie d'un ensemble cohérent.

Dans leur région d'origine, les crises d'asthme répétées absorbaient une bonne partie de l'énergie de ces jeunes (11, 12 ou parfois 13 ans) et laissaient leur corps affaibli. Généralement, le médecin qui les suivait demandait à ce qu'ils soient dispensés d' Education Physique et sportive. Or, au Lycée d'Altitude, leur horaire d'EPS était bien supérieur à celui accordé à leurs homologues « en bonne santé ».

Il faut dire que le proviseur jouait avec doigté de tout ce qui pouvait concourir à améliorer la santé et la qualité des études de ces élèves momentanément diminués.

D'autre part, le médecin du Lycée était convaincu que la « remise en forme » de ces jeunes demandait un travail physique approprié, long et soutenu.

Le professeur d' E P S chargé de cette classe – nous l'appellerons R – se trouvait dans une situation insolite: une classe composée d'élèves en voie de réhabilitation, avec 9 heures d'activité physique par semaine, ce n'est pas habituel. C'était pour lui une difficulté et une chance. Il fallait aider chacun de ces enfants à retrouver une vie physique conforme à ses potentialités génétiques et à son âge tout en initiant la classe à des activités sportives faisant partie de l'environnement social du moment et dont la pratique, jusque là, ne leur avait pas été possible. Mais R, dans le même temps, bénéficiait d'une grande liberté dans le choix des contenus d'enseignement, le caractère « expérimental » de la classe appelant à l'innovation et dégagée en partie des programmes qui, d'ailleurs, étaient peu contraignants

Revenons sur notre pente ensoleillée. Nous sommes en Mai. Cela fait huit mois que la classe fonctionne selon les modalités que nous avons indiquées. Pour ces pré-adolescents, les rapports avec leur corps ont évolué. Ils n'en reçoivent plus les mêmes messages, trop souvent impératifs et limitatifs. D'autre part, ils peuvent demander à leur corps de nouveaux comportements rendus possibles par ses nouvelles capacités. Il a fallu du temps pour que les quelques retombées positives de la maladie (aide, soins attentifs, considération particulière dont ils étaient l'objet) fassent place à une nouvelle énergie accompagnée de nouvelles curiosités.
Aujourd'hui, ils sont sur cette terrasse, dans la nature. Ce n 'est pas un endroit dédié à une activité sportive. Sur un terrain de foot, on souhaite s'exercer à contrôler, conduire un ballon, marquer des buts. Sur un terrain de basket, il y a une forte incitation à tirer au panier. Ici, pas de sollicitation de cet ordre. Après la montée, un moment de repos et les corps sont à nouveau disponibles. Ils l'expriment par des positions, des gestes, des paroles. Ils attendent une proposition d'activité. R. leur demande de marcher en tous sens, en évitant de toucher un camarade. Même consigne, mais en courant. Halte, respiration, quelques paroles.
A nouveau, on marche et, quand on est près de quelqu'un, on va le toucher, épaule contre épaule, juste le temps de sentir le contact. Consigne complémentaire : on ne parle pas. Ces moments où la parole est suspendue sont fréquents. Ils sont initiés par le professeur ou les élèves eux- mêmes qui ont compris – ressenti – que la sensibilité est chose délicate et que souvent l'usage intempestif de la parole nuit à sa manifestation et à son appréciation. Il y a eu précédemment beaucoup de situations où ils ont pu trouver d'eux- mêmes s'il était plus opportun de parler ou de se taire. Si bien que ne pas parler pendant un instant n'a pas le sens d'une interdiction, mais d'une indication quasi- technique. Quelle est la longueur optimale de la course d'élan pour un saut en longueur, quels sont, en fonction du but recherché, les moments où la parole est opportune et ceux où elle s'avère gênante ?

Deux recherches devenues identiques pour les élèves, à condition que la seconde ne consiste pas seulement en une injonction verbale mais au ressenti des élèves leur en faisant apprécier l'utilité de façon vivante.
On emploie souvent la locution « faire silence » dans le sens de « se taire », ce qui

suppose une volonté d'interrompre le flux parolier. « Faire le silence » laisse entendre que l'on « crée » ce silence. En fait, dans les deux cas, on lui ménage un moment le champ libre pour accueillir d'autres sonorités.
Après l'effort et le temps pour exprimer le ressenti, la petite troupe laisse le silence s'installer. Ce silence est peuplé de bruits. D'ordinaire, on ne les entend pas. On n'en prend pas conscience, soit parce qu'ils sont trop habituels, soit parce que notre attention est occupé ailleurs.
Des sons montent de la vallée, peu nombreux. Il y a aussi le bruit du vent léger dans les branchages, quelque chose qui bouge dans un buisson. Chacun fait sa moisson de sonorités. Vient le moment où ce qui a été recueilli est exprimé. Apparaissent des différences individuelles entre ce qui a été perçu et retenu; il en va de même pour les identifications. Si la question « Qu'est- ce qu'il fallait entendre ? » était alors posée, elle paraîtrait incongrue.
Nos terminaisons nerveuses captent. Nous acceptons ou refusons consciemment ou non les informations qu'elles nous apportent. Nous interprétons. Le récit des autres relativise nos certitudes. Avec une classe de cet âge, l'important n'est pas de théoriser ou de formater, mais de mettre en situation favorable à l'accueil du ressenti, cette expérience vécue s'intégrant à l'état du moment.
A nouveau, notre classe est en mouvement. On marche ou on trottine, les rencontres-contact épaule- épaule reprennent, avec deux nouvelles consignes. La première, c'est de repousser son partenaire, suffisamment pour le déplacer. Comme chacun veut déplacer l'autre, la musculature fonctionne à plein régime. Arrêt. Repos. Paroles. Discussions : « *C'est moi que j'ai gagné – Parce que tu m'as pris par surprise etc.* »
Le calme revenu, on reprend, avec une autre consigne. Il s'agit maintenant non plus de déplacer le camarade, mais d'équilibrer les deux poussées. Doucement, un peu plus fort. Si un des partenaires sent qu'il va céder, il dit « Stop ». On relâche. On n'est plus en attaque ou en défense, mais attentif à ce que fait son propre corps, à ce que fait le corps de l'autre.
Si l'on tient compte seulement de la forme des exercices, on a des enfants qui se poussent plus ou moins, épaule contre épaule. Rien de bien original. Si on considère les autres composantes de la situation, c'est différent. L'esprit ludique n'est pas absent, mais canalisé, comme les comportements possibles et souhaitables dans les jeux de ballon sont précisés par des règles, entraînant des formes d'attention inhabituelles. Il en va de même pour ces alternatives d'ardeur explosive et de perception fine, de silence et de parole.

Celle- ci ne foisonne pas, mais communique des renseignements, ce qui est tout de même une de ses fonctions fondamentales.
Ce qui est ainsi acquis n'est pas seulement valable dans l'espace du petit replat, mais en bien d'autres lieux et circonstances.
Dialogues avec le corps, par le corps et entre les corps

6 - L'eutonie, une démarche.

Cet ouvrage doit beaucoup à Gerda ALEXANDER (1908 – 1994), créatrice de ce qui a pris le nom *d'eutonie* en 1957. Ayant eu l'opportunité de travailler avec madame ALEXANDER pendant une longue période, j'ai pu apprécier la richesse de ce qu'elle proposait. Elle nous conviait à porter une attention de nature particulière sur notre propre corps, considérant qu'il était nécessaire de travailler d'abord sur soi- même pour avoir la capacité, ensuite, d'apporter dans notre rencontre avec les autres une sensibilité disponible, capable d'accueillir et d'échanger. La démarche qu'elle suivait était large, laissant une grande liberté – et une responsabilité – à chacun. Elle ouvrait ainsi une voie d'approche originale vers des domaines habituellement considérés comme fort différents.

Ce terme d'*eutonie* désigne à la fois un *objectif* (équilibration évolutive des tensions), un *processus* (pour en créer les conditions) et une *méthode* cohérente.
L'intention, c'est d'aider une personne à trouver – ou retrouver – un équilibre harmonieux et adaptable des tensions dans son corps. Cet équilibre est propre à chacun. Il conditionne l'emploi judicieux (l'économie) d'énergie et la fluidité des relations avec les autres. Réciproquement, les situations à 2 ou plus, traitées de façon sensible, aident à prendre conscience d'aspects, peut- être ignorés jusqu'alors, de soi-même.
La démarche, quels que soient les besoins détectés et les objectifs poursuivis , réside dans les formes d'attention mises en oeuvre, dirigées vers le corps pour l'observer ou l'interroger de façon particulière tout en demeurant disponible pour accueillir ses réponses, même (et surtout) si elles sont différentes de celles que l'on pouvait attendre.
Individu et société
Considérons un être humain au cours de sa vie : il présente des caractéristiques stables, comme la couleur de ses yeux ou de sa peau et ses empreintes digitales. Son hérédité lui confère des potentialités de développement qui lui sont propres. Elles s'affirment au cours de sa croissance, leur épanouissement étant influencé – favorisé ou contrarié – par son milieu et son mode de vie. Ainsi, dans une région où la coutume est de s'asseoir sur le sol jambes croisées ou jambes pliées, fesses sur les talons, les habitants cultivent une souplesse particulière et prennent ces positions sans y penser alors que quelqu'un habitué à s'asseoir sur une chaise aura de fortes chances d'éprouver quelques difficultés. Si l'on ajoute l'image sociale, les orientations et les circonstances de la vie, il est fréquent que des causes multiples et combinées aboutissent à l'installation dans notre corps de tensions plus ou moins localisées perturbant son harmonie fonctionnelle.

Ces tensions passent souvent inaperçues. Jusqu'à un certain degré, des compensations discrètes font qu'elles ne causent pas de gêne dans la vie courante, sauf lorsque des circonstances fortuites les révèlent. Elles sont cependant repérables, par exemple dans

la consistance anormale de groupes musculaires.
Le fait que ces tensions soient décelées dans la musculature a entraîné des mesures de résorption directes, par exemple par étirement de la zone contracturée.
Cette façon de faire a ses indications, mais l'aspect mécanique ne saurait être seul pris en compte, car elles interfèrent avec la psychologie du sujet de façon permanente. On qualifie souvent ces rapports de *psycho > somatiques* mais on pourrait aussi bien écrire *somato > psychiques*, ces deux dispositions marquant l'aller-retour entre des aspects nommés différemment mais par ailleurs confondus dans l'unité de l'individu. C'est l'entrée particulière vers ce « dialogue » inspirée par l'eutonie qui nous intéresse. (1)

L'expression populaire : « *Le naturel revient au galop* » est bien connue. Elle s'appuie sur la constatation que des comportements habituels caractéristiques sont les signes manifestes d'un tempérament durable. Ils ressurgiront, même s'ils ont été momentanément suspendus, ce qui peut s'avérer souhaitable ou non pour l'individu comme pour l'entourage. Un exemple patent est celui des fauves dressés. Leur « naturel » est d'agresser et tuer pour se nourrir. Il peut ressurgir de façon inopportune et dangereuse malgré tout ce qui a été fait pour le contenir.
Par certains aspects, la démarche eutonistique suit le chemin inverse. Le « naturel » que l'on cherche à *découvrir* en lui donnant davantage de chances de se développer à nouveau, c'est l'ensemble des potentialités d'un individu, à une certaine époque de sa vie. Ce qui est propice à l'instauration d'un dialogue avec le corps évoluant d'étape en étape, chacune d'elles durant le temps nécessaire à la réorganisation de l'ensemble. Cette démarche contribue à l'épanouissement général de la personne. Elle a aussi ses indications dans le domaine des soins, de la performance sportive, de l'enseignement ...

(1)Vous pouvez trouver des renseignements sur Gerda ALEXANDER, son œuvre et l'activité de ses continuateurs en consultant le site de l'Institut d'Eutonie (**www.institut-eutonie.com**) ainsi que des ouvrages figurant dans la bibliographie.

7 – Corps douloureux

Ces faits datent d'une époque où les pratiques chirurgicales et la prise en compte de la douleur n'étaient pas ce que nous connaissons actuellement. Elle illustre de façon simple la difficulté à reprendre un dialogue entre un corps traumatisé et un individu choqué. Elle montre aussi des constantes qui perdurent, indépendamment de l'évolution des techniques, dans ce que nous pouvons appeler, d'une façon générale, une relation d'aide.

Il y a de cela un demi- siècle, la tuberculose avait fait pas mal de dégâts et laissé beaucoup de séquelles. Le bacille de KOCH (le fameux B.K.) en était la cause . Il commençait seulement à être combattu par des antibiotiques, opérationnels depuis peu.
L'aérothérapie était encore largement pratiquée : on envoyait les malades faire des cures, souvent de longue durée, en des lieux où l'air était réputé pur, avec les vertus curatives liées à cette pureté. C'était le plus souvent en altitude. Dans le même établissement (sanatorium) cohabitaient les victimes d'une atteinte récente et des « chroniques » plus ou moins stabilisés, dont les poumons avaient subi des atteintes sérieuses et irréversibles. Assez souvent, on retirait une partie (un lobe) du poumon atteint. Pour créer une voie d'accès, il fallait ouvrir un espace intercostal et l'élargir en écartant les côtes de façon énergique. Autour des tissus ainsi mortifiés, un champ douloureux, hypersensible se constituait.

Alice était pensionnaire de ce sanatorium depuis plusieurs mois. Elle avait été préparée à l'intervention, en particulier par R. qui l'avait aidée à explorer sa sensibilité de la région costale . Mais aujourd'hui, dans son lit, elle vivait difficilement les suites de l'intervention récente. Son monde s'était rétréci et son corps lui parlait autrement. Dans les messages qu'il lui envoyait, il y avait, en toile de fond, une douleur sourde, continue mais supportable. Il y avait aussi cette menace latente : « Si tu bouges, tu auras mal », bien faite pour provoquer de l'angoisse, cette peur sans objet précis. A tel point qu'Alice appréhendait même la venue du personnel hospitalier pour les soins habituels. Ce n'est donc pas sans crainte qu'elle voit arriver R, avec qui elle a pourtant travaillé en se préparant à l'intervention. Mais la situation est nouvelle. Ils parlent. Elle lui dit ce que son corps lui dit, elle raconte ce qu'elle éprouve (subit?). R. l'écoute, répond à ses questions et questionne à son tour. Peu à peu, la conversation sort du présent douloureux pour aller vers l'avenir et envisager les étapes nécessaires pour un retour à la « normale ».

On commence : R. mobilise doucement la tête, les bras ….
Il circonscrit le champ douloureux par des manœuvres légères éprouvant la qualité élastique du tissu sous- cutané, ce vaste « fascia » qui double la face interne de la peau sur la quasi- totalité de la surface de notre corps et joue un rôle si important dans des phénomènes divers, en particulier douloureux. Alice se défend moins, collabore,

participe à l'ouverture d'un nouveau dialogue avec son corps. Ainsi se passe une première séance contribuant à ouvrir des portes dans la muraille de protection, vers un devenir que l'ensemble des soignants aidera à advenir.

Un corps est là. On le voit. Il est dans un certain état, agit ou peut agir. La plus grande partie de son fonctionnement s'effectue en dehors du champ conscient.
Avant l'intervention, si Alice voulait prendre un verre sur la table, cette seule intention déclenchait une motricité complexe faite d'actions et de régulations se combinant pour atteindre le but recherché sans que les détails du processus viennent troubler sa contemplation du paysage ou la conversation en cours.
Si le verre était trop chaud, elle en était avertie mais, avant même que cette information accède à sa conscience claire, un circuit plus court avait déjà fonctionné et sa main, par une réaction que le langage courant nomme « réflexe » avait lâché le verre. Son corps avait agi, son corps lui avait parlé – à sa façon.
Aujourd'hui, la nature du dialogue a changé. Alice doit composer avec le nouveau paysage sensible post- opératoire. Pour prendre le verre, chaque étape sollicite son attention, remplissant son champ conscient. Elle devra élaborer une nouvelle stratégie propre à éviter ou tout au moins rendre supportable la douleur. Ainsi, pendant quelque temps, Alice sera employée presque « à temps plein » pour apporter des réponses mentalement construites à des problèmes qui, d'ordinaire, sont résolus de façon non consciente. Ce que lui dit son corps et ce qu'elle en comprend (ressent) a changé. Elle doit s'adapter à de nouveaux propos, changer ses habitudes, ses réponses. Le dialogue habituel est biaisé. D'ordinaire le message qu'elle envoyait – son intention – initiait une réaction en acte dont, la plupart du temps, seul le résultat final lui donnait une idée de l'accomplissement. Maintenant, elle se doit d'être attentive à chaque séquence. Jusqu'au retour à la « normale », qui lui permettra de faire face aux obligations de la vie courante, au prix, toutefois, de quelques aménagements.

Ainsi ce dialogue permanent évolue, se transforme en fonction de l'état de notre corps mais aussi de la forme d'attention que nous lui portons, ce qui n'est ni immédiat, ni uniforme.

8 - Atykté.

En 1930, quelques œuvres de Paul VALERY (1871 – 1945) ont été réunie et éditées par Gallimard. Parmi elles, « L'âme et la danse », qui nous intéresse plus particulièrement. L'auteur a pris quelques libertés avec les mœurs de l'époque qu'il évoque, en particulier pour la statut et la fonction des danseuses. Mais on ne saurait demander à un poème la rigueur d'un compte- rendu ni à un opéra la méticulosité judiciaire de la reconstitution d'un drame. Gardons, outre son esthétique, sa valeur d'incitation à la réflexion sur l'expressivité du corps et ses conséquences.

Du texte à la scène :
Chez un riche athénien, le banquet se termine. Les mets et les vins ont été abondants et quelques convives sont devenus momentanément inaptes à la station verticale.
Socrate, Phèdre et Eryximaque vont s'asseoir à l'écart : après ces nourritures terrestres, ils aspirent à plus spirituel.
La conversation commence. On évoque ce destin curieux des aliments absorbés qui soutiendront aussi bien nos vices que nos vertus. On parle de vérité et de mensonge.
Un prélude musical annonce l'arrivée des danseuses. Elles font leur entrée. La conversation s'interrompt. L'attention des trois amis est attirée par Atykté qui focalise les regards et paraît à elle seule symboliser la danse.
<u>Socrate</u> :
« *Eriximaque, ce petit être donne à penser........ Il assemble sur soi, il assume une majesté qui était confuse en nous tous et qui habitait imperceptiblement les auteurs de cette débauche... Une simple marche, et déesse la voici ; et nous, presque des dieux ! Une simple marche, l'enchaînement le plus simple ! On dirait qu'elle paye l'espace avec de beaux actes bien égaux et qu'elle frappe du talon les sonores effigies du mouvement. Elle semble énumérer et compter en pièces d'or pur ce que nous dépensons distraitement en vulgaire monnaie de pas, quand nous marchons à toute fin.*
<u>Eryximaque</u> :
Nos pas nous sont si faciles et si familiers qu'ils n'ont jamais l'honneur d'être considérés en eux- mêmes, et en tant que des actes étranges (à moins qu'infirmes ou perclus, la privation nous conduise à les admirer) .... Ils mènent donc comme ils le savent, nous qui les ignorons naïvement. En suivant le terrain, le but, l'humeur, l'état de l'homme ou même l'éclairement de la route, ils sont ce qu'ils sont : nous les perdons sans y penser.

....

Cette marche monumentale qui n'a qu'elle- même pour but, et dont toutes les impuretés variables ont disparu, devient un modèle universel !

Regarde quelle beauté, quelle pleine sécurité de l'âme résulte de l'ampleur de ses nobles enjambées. Cette amplitude de ses pas est accordée avec leur nombre, lequel émane directement de la musique. Mais nombre et longueur sont d'autre part secrètement en accord avec la stature.

Socrate

Sans doute, l'objet unique et perpétuel de l'âme est bien ce qui n'existe pas : ce qui fut, ce qui n'est plus – ce qui sera et qui n'est pas encore – ce qui est possible, ce qui est impossible – voilà bien ce qui est l'affaire de l'âme, mais jamais, jamais ce qui est !
Et le corps, qui est ce qui est, voici qu'il ne peut plus se contenir dans l'étendue ! Où se mettre ? Où devenir ? Cet Un veut jouer à Tout. Il veut jouer à l'universalité de l'âme ; il veut remédier à son identité par le nombre de ses actes !
Etant chose, il éclate en événements ! Il s'emporte !
Et comme la pensée excitée touche à toute substance, vibre entre les temps et les instants, franchit toutes différences ; et comme dans notre esprit se forment symétriquement les hypothèses, et comme les possibles se forment et sont énumérés - ce corps s'exerce dans toutes ses parties et se combine à lui- même, et se donne forme après forme, et il sort incessamment de soi !
Le voici enfin dans cet état comparable à la flamme au milieu des échanges les plus actifs. On ne peut plus parler de mouvement. On ne distingue plus ses actes d'avec ses membres.
....
... .. le corps qui est là veut atteindre à une possession entière de soi- même. »

Commentaires et réflexions :
Imaginons Atykté, Socrate et ses amis dans une situation différente, banalement quotidienne, hors des rituels et mise en scène du banquet et de ses suites
Sur une place, un petit groupe s'est formé. Il y a Socrate, ses disciples et des amis. La discussion est animée. Sans doute Socrate a- t- il posé une de ces questions stimulantes dont il a le secret, car chacun s'emploie à argumenter. Atykté passe, portant ses vêtements communs habituels. La discussion continue. Peut- être la passante est- elle entrée dans le champ visuel de quelques- uns des protagonistes, simple silhouette n'attirant pas leur attention. Si on demande à l'un d'eux s'il a vu Atykté, il n'est pas sûr qu'il s'en souvienne. Entre la jeune femme et le groupe, on peut parler de rencontre. Mais pas de dialogue ni de communication.

Un peu plus tard, le groupe des philosophes se disloque. Chacun se dirige vers d'autres occupations. Atykté passe à nouveau. Des regards se tournent vers elle. Quelques réflexions. C'est une femme qui marche, éveillant l'attention d'hommes disponibles. Autres circonstances.
Il se peut qu'à son premier passage, Atykté, pensant au but de son parcours ou simplement rêveuse n'ait rien remarqué, percevant le groupe entourant Socrate comme un simple élément du paysage traversé.

A son second passage, consciente des regards portés sur elle, son allure a pu se modifier légèrement par simple réflexe ou pour apporter une discrète réponse à l'attention dont elle s'est sentie l'objet. Cela dans la limite des codes définissant, dans la société policée du moment, l'attitude attendue d'une femme croisant un groupe d'hommes et d'un groupe d'hommes appréciant l'allure d'une femme. Rencontre, signes discrets d'échanges, embryon de communication

Revenons à la situation imaginée par VALERY : dans la salle où le banquet se termine, des philosophes se sont retirés à l'écart pour parler plus librement. Une musique se fait entendre, accompagnant l'entrée des danseuses, parmi lesquelles Atykté, qui capte les regards.
Atykté n'est plus la jeune femme qui passe, quasi- anonyme dans la simplicité de ses vêtements et de son allure. Maintenant, elle participe au spectacle donné à la fin du banquet. C'est une actrice, une des plus en vue.
Tous les spectateurs ne sont pas réceptifs de la même façon. La présence, la gestuelle des danseuses et leur connivence avec la musique ne produisent pas les mêmes effets sur tous. Certains, dans l'esprit de la soirée, considèrent les corps des danseuses comme susceptibles de prolonger avec eux cette « débauche » à laquelle ils se sont livrés. D'autres sont plus sensibles à la musique, à la chorégraphie, à la qualité de l'exécution. D'autres ... Nos philosophes, captivés, suspendent leur propos mais font tout de même de cette entrée en musique une occasion ... de philosopher. Ils ont précédemment parlé de sujets qui leur sont familiers : la vérité et le mensonge, les vices et les vertus.
L'entrée des danseuses les aiguille vers un autre objet de réflexion.
Atykté marche, mais elle ne marche pas de cette façon ordinaire à laquelle nous ne prêtons pas attention dans notre quotidien. Si bien que Socrate, la singularisant au sein du spectacle, trouve que « *ce petit être donne à penser* ».
Devant nos philosophes, Atykté transforme un geste habituel en une œuvre qu'ils admirent, opération courante chez les gens de théâtre et autres artistes. D'un paysage qui laisse d'ordinaire le passant indifférent, un peintre fera un tableau suscitant l'intérêt.
Dans la prestation d'Atykté, une technique sûre est au service d'un corps- instrument gracieux. Il en résulte une impression de facilité et même, pourrions- nous dire, de *naturel*.

Il en va de même pour des gestes sportifs, accompagnés ou non de musique. Les figures accomplies lors d'un plongeon de haut vol ou en gymnastique résultent d'une intégration créatrice de nouveaux schémas moteurs.
Le signal de départ libère l'athlète pour un enchaînement si rapide qu'il ne saurait être conscient, pendant la réalisation, de chacune de ses partie. Sur un vélo, les équilibrations se font sans troubler le cycliste qui regarde le paysage. Ces régulations – comme celles de nos gestes de la vie courante - s'effectuent en dehors de ce qu'on nomme habitueellement la conscience claire. Une intention déclenche l'action

nécessaire pour atteindre le but fixé. L'objectif réside dans l'action elle- même (enchaînement des éléments d'un plongeon) ou comme finalité de cette action (sauter pour atteindre un fruit sur un arbre).
La marche d'Atykté fait partie d'un spectacle émettant des signaux à l'adresse du public. Un message sans mots, combinant gestuelle et expressivité corporelle émane de sa marche. Les impressions visuelles et auditives reçues par les spectateurs seront diversement interprétées en fonction de leur personnalité, de leur état et de leurs intérêts du moment.
Jusqu'à l'arrivée des danseuses, la conversation entre Socrate et Eryximaque porte sur des thèmes bien particuliers : la vérité et le mensonge, le vice et la vertu. Si on ajoute le beau et le bien ainsi que quelques notions du même ordre, on aura une idée des thèmes familiers aux philosophes de l'époque qui , d'ailleurs, n'ont pas diminué d'intérêt au cours des siècles suivants. C'est dire que les esprits de nos deux compères sont, à ce moment, nettement orientés et que l'interprétation de ce qu'ils voient et entendent s'en ressent.
D'emblée, Socrate est touché et réagit : « *Ce petit être donne à penser* ». A propos de la prestation d'Atykté, il parle même de « *majesté* » et ajoute : « *une majesté qui était confuse en nous et qui habitait imperceptiblement les auteurs de cette débauche ».* Ainsi, du spectacle actuel, nous passons à la notion plus générale d'une majesté qui serait présente en chacun de nous et révélée à l'occasion de circonstances particulières, par une sorte d'empathie. De surcroît, selon Eryximaque, cette union entre la musique, la morphologie et la gestuelle de la danseuse aboutit à une « *pleine sécurité de l'âme* ». Nous voilà au cœur de la réflexion des philosophes. Cette âme, Socrate la définit par son domaine d'exercice : « *ce qui fut, ce qui sera, mais jamais ce qui est* ». Or, justement, le corps « *est ce qui est* ». Ainsi le corps d'Atykté, pendant la représentation, a la prétention de sortir du rôle que lui assigne Socrate : « *Cet Un veut jouer à un Tout. Il veut jouer à l'universalité de l'âme* ». Vient ensuite une phrase plus énigmatique : « .. *le corps est là qui veut atteindre à une possession entière de soi- même* », énoncé plus proche de certaines de nos manières actuelles de considérer le corps.

Changeons de tonalité : dans les rues d'une grande ville, dans une gare, dans des lieux où circule la foule, des gens se croisent, anonymes. Deux d'entre eux, dans un autre contexte qui les amènerait à se parler n'auraient aucun souvenir de leur précédente rencontre.
Ils se sont croisés, maintenant une rencontre a lieu. De l'image floue et globale d'un ensemble de juxtapositions, on passe à une relation, à des échange Chacun a quelque chose à exprimer. Il en fait un message adressé à son interlocuteur. Celui- ci le reçoit et l'interprète. Dans quelle mesure le locuteur a- t- il exprimé exactement sa pensée dans le message ? Est- ce que les habitudes mentales de celui auquel il s'adresse lui ont permis de saisir le contenu de ce message? Il y a souvent, selon une métaphore familière, *de la perte en ligne* et au moins, des distorsions. D'autant que ce dit verbal est accompagné par de l'expressivité corporelle et un ton de voix, cela dans le

contexte de l'instant. Autant d'éléments susceptibles de renforcer ou d'altérer, pour l'interlocuteur, la signification du message.
Le même schéma est valable pour la rencontre entre Atykté et nos philosophes, à cela près que la danseuse, accompagnée par la musique, n'envoie pas un message verbal, mais visuel et que ses spectateurs- interlocuteurs, à partir de leurs impressions, trouvent prétexte à une réflexion philosophique, dans l'esprit des thèmes qui ont alimenté leur conversation précédente.
La scène imaginée par Paul Valéry nous donne un exemple de communication asymétrique. Atykté s'exprime avec son corps – sans mots. Socrate et Eryximaque parlent – avec des mots. Atykté est une danseuse, une actrice. Ses gestes suivent la musique, marquent le rythme. Elle reproduit des figures étudiées auparavant, mais sa propre personnalité apparaît dans son interprétation, fruit de sa sensibilité musicale, de sa morphologie et des capacités motrices de son corps développées par l'exercice. L'ensemble aboutit à cette image vivante qu'elle adresse aux spectateurs. Nos philosophes, sensibles à la qualité de sa prestation où ils reconnaissent de la « majesté » en font le point de départ d'une nouvelle réflexion. Ainsi, celle- ci débute spontanément à partir d'un événement qui pourrait aussi bien susciter des commentaires d'un tout autre ordre. La « *majesté* » accordée au mouvement de la danseuse est vite généralisée et devient une sorte de qualité - ou de potentialité - intrinsèque qui existerait en chacun de nous. La débauche qui a précédé n'a pas constitué la meilleure occasion d'en montrer l'existence. Une danseuse peut la révéler. Par la suite, ce sont les rôles respectifs de l'âme et du corps qui sont définis. Bien séparés. Il paraît outrecuidant que le corps franchisse les limites qui lui sont assignées, empiétant sur le domaine où l'âme doit régner sans partage.

Ce texte de Paul Valéry nous donne l'impression que le message envoyé par le corps d'Atykté sert principalement de signal de départ pour une réflexion qui poursuit, par des sentiers connus, un thème ayant déjà fait l'objet d'examens et de discussions dans le passé. En témoigne la vigoureuse conviction que met Socrate dans ses affirmations concernant les rôles respectifs de l'âme et du corps. Ainsi ce qui semblerait appeler une appréciation esthétique ponctuelle bien centrée sur l'événement présent se trouve vite généralisé. La « *majesté* » décelée dans la marche d'Atykté est réputée présente en chacun de nous, habituellement non visible, mais susceptible de devenir évidente dans des circonstances exceptionnelles.

On constate, dans ce genre de rencontre, combien un événement mettant en lumière une activité du corps suscite d'intérêt un peu pour celle- ci mais surtout en tant qu'occasion de continuer des réflexions antérieures assignant au rôle du corps des limites bien précises. La rencontre avec le corps et l'interprétation de son langage sont rarement simples et directes. Nous en verrons d'autres exemples, d'autres modes d'approche, d'autres moyens d'élucidation.

9 – Sportifs de haut niveau

Affirmer que le monde du sport est divers, c'est peu dire.
Vu de l'extérieur, nous avons un vaste espace couvert d'étiquettes mentionnant chacune une famille sportive (rugby, natation, judo ...). Sous presque toutes les étiquettes figure une liste de spécialités (par exemple des courses, des sauts, des lancers pour l'athlétisme). Dans chaque spécialité, il y a des degrés de compétence et d'excellence allant du débutant au compétiteur de niveau mondial. Ajoutons les statuts d'amateur et de professionnel ainsi que la tendance du langage courant à dire que l'on fait du sport sitôt qu'on bouge. Je passe sur les nombreuses métaphores ...
Il est bien évident que dans ce monde aussi vaste que varié, le dialogue avec le corps prend des formes multiples en fonction des acteurs, de leur entourage, de leurs situations et de leurs objectifs.

Lorsqu'on questionne des athlètes revenant à la compétition après une période de rééducation ou bien des concurrents ayant terminé une épreuve, on a souvent, dans leurs réponses, une allusion aux sensations perdues ou retrouvées, à celles jugées bonnes et à celles constituant un signal négatif. Même si dans ce genre de réponse, il y a une part de formatage ritualisé et peu de précisions (difficulté à mettre en mots, détails à ne pas rendre publics), nous avons là un exemple de l'intérêt porté aux renseignements provenant du corps- instrument de performance. Ce que peut dire le corps est aussi tributaire de la forme d'attention qu'on lui porte. Le journaliste qui interroge a le souci de communiquer au public une information qui l'intéressera. Son questionnement va donc solliciter (et en partie obtenir) une réponse concernant non pas l'état détaillé du corps de l'athlète, mais ce qu'il considère comme directement lié aux conditions de la performance en évitant, au moins à cet instant, ce qui pourrait être trop personnel ou intime.

Dans ce grand espace sportif, nous allons découper un tout petit morceau, bien particulier, qui servira de cadre à notre témoignage. Il s'agit d'un groupe de garçons et de filles préparant des compétitions nationales, internationales et mondiales sous la direction d'un entraîneur national. Ils pratiquent le canoë (garçons) ou le kayak (garçons et filles) dans la spécialité « slalom ». A l'époque (fin du siècle dernier), bien que gagnant déjà des médailles mondiales et olympiques, ce sport ne jouissait pas d'une grande notoriété. Peu d'argent circulait. La plupart des athlètes vivaient chichement. En contrepartie, il y avait beaucoup de liberté et les intervenants étaient peu nombreux. De nos jours, succès sportifs et médiatisation ont construit une autre image.

Un concours de circonstances a fait que l'entraîneur responsable du groupe (Nous l'appellerons P.) a demandé à R. (qui s'intéressait à la sensibilité corporelle et à l'équilibre des tensions) d'apporter un éclairage nouveau dans la préparation du groupe.

R. connaissait un peu cette spécialité, ayant pratiqué le canoë sur quelques rivières. C'était tout juste suffisant pour avoir senti dans son corps le bateau soumis aux forces mouvantes du cours d'eau et comprendre ce que lui disaient les athlètes et l'entraîneur. R. arrivait donc comme un inconnu, porteur d'une compétence que ses futurs interlocuteurs situaient probablement dans la région de la « relaxation » . Considérons également que l'emploi du temps d'un athlète de haut niveau est plutôt saturé par les entraînements, les longs déplacements pour les compétitions , souvent les études ... et la vie personnelle. Entrer une contrainte supplémentaire n'est pas évident, sauf si elle est considérée comme positive pour la réussite sportive.
Avec les garçons, il y eut quelques séances, un peu de curiosité, mais pas d'adhésion franche à ce qui était proposé. Pour les filles, cette mise en rapport avec le *sensible* a suscité davantage d'intérêt. Cela s'est traduit par des séances en petit groupe et du travail individuel pendant plusieurs années.

Pour une kayakiste disputant une compétition de slalom, il y a le visible et le spectaculaire : passer toutes les portes, le plus vite possible et sans les toucher. Il y a surtout les efforts intenses, la position changeante du bateau, les mouvements de l'eau, ceux de la pagaie formant et modifiant ses appuis. Cela suppose en particulier de *faire corps* avec le bateau grâce à un *calage* toujours délicat. Ajoutons les sensations provenant d'un corps constamment sollicité et agissant, et nous aurons une idée de la masse d'informations à traiter. Elles le seront à plusieurs niveaux de notre système nerveux. Une petite partie passe par le conscient, comme la vue des portes entraînant prévision et programmation des prochaines étapes. Mais, au moment de la compétition, le non- conscient est premier.
Quand on parle de dialogue, la première image qui vient à l'esprit, c'est celle d'un échange parolier qui, de plus, serait pure opération intellectuelle. Or, déjà, chez le tout petit enfant, on voit bien, d'après ses réactions, que son corps lui dit quelque chose. Il en dit aussi à son environnement. Dans l'autre sens, la voix maternelle et la berceuse, si elles atteignent leur but, ce n'est pas par le sens des mots prononcés. Et pourtant le dialogue fonctionne, avec une rare efficacité.
Pour nos kayakistes, des décisions sont prises – conscientes – pour déterminer les trajectoires, avec les manœuvres nécessaires. Sans paroles, ces indications sont communiquées au corps. Un travail non conscient va s'effectuer, tenant compte de ces projets, mais aussi de toutes les informations sensibles intervenant pendant l'exécution. Dialogue avec le corps, un peu conscient, pour beaucoup non conscient.

L'entraînement a préparé des schémas moteurs propres à agir et réagir en fonction des informations reçues, la plupart du temps sans passer par le conscient.

Faire évoluer le dialogue

C'est dans les conditions décrites ci- dessus que se situe l'intervention de R. L'objectif est défini : contribuer à donner des moyens à une athlète pour améliorer sa performance. Ce qui suppose l'adhésion de la compétitrice, son sentiment que ce

qu'elle va faire n'est pas du temps perdu.
Pour R., il lui faut des renseignements pour intervenir à bon escient. Du bord du bassin de slalom, avec l'entraîneur, il suit l'activité des kayakistes, relève les détails qui différencient, dans le même passage, les gestuelles des uns et des autres. Avec l'entraîneur, quelques paroles sont échangées. Plus tard, il y aura des entretiens avec les athlètes. Il faudra faire la part des déclarations stéréotypées propres aux échanges entre spécialistes, déceler ce qui préoccupe chacun. Cela donnera une première orientation à ses interventions, placées de façon irrégulière au hasard des « temps libres », les contenus s'adaptant au fur et à mesure aux cas personnels.
Voici quelques ouvertures, qui sont autant de facettes d'une même démarche. Les présenter séparément répond davantage aux nécessités formelles de l'exposé qu'à l'existence d'une frontière entre elles.

Disponibilité – Disposition
On ne part pas de zéro. Des habitudes ont été prises, des habitudes de penser aussi. Les observations, les séances vidéo, la commodité de la description en termes de mécanique ont contribué à les installer. Cependant le *sensible* est bien présent, consubstantiel à la réussite de ces performances exceptionnelles. D'ailleurs pour certains (nes) athlètes et par différents moyens, il a été plus précisément pris en considération.
L'objectif de R., c'est de mettre ce sensible au premier plan dans ses interventions.
Pour lire ou écrire un texte, il faut savoir lire et écrire. Ce sont deux compétences que l'on peut dire *transversales* en raison de leurs multiples usages. Il en va de même pour que s'ouvrent de nouvelles formes de communication favorisant le dialogue avec le corps et le faisant évoluer. Aussi une partie du travail proposée par R. est destinée à développer une aptitude générale avec disponibilité, orientation de l'attention, etc.
Nous sommes souvent dans le « faire », demandant à notre corps d'exécuter ce que nous souhaitons. En l'occurrence, il obéit plutôt bien, si on en juge par l'extrême habileté déployée par les kayakistes franchissant les portes d'un slalom.
Ce qui est proposé est simple en son énoncé, plus délicat à mettre en place.

Il est question – nous en avons eu des exemples dans les chapitres précédents – de porter son attention sur une partie du corps et de rester disponible pour recueillir des informations sur ce qui advient.
On pourrait presque parler de déconditionnement puis qu'il ne s'agit plus – dans l'immédiat – de penser directement à la navigation. A d'autres moments, ce serait quelque chose proche du vaste domaine de la relaxation. Percevoir son corps, percevoir avec son corps, cela passe par le conscient, va être assimilé et prendra sa place dans la boîte à outils de l'athlète. Ce ne sera pas une révolution, mais l'introduction d'une autre façon de considérer l'activité.

L'acte de percevoir et la disposition mentale qui le rend possible deviennent en eux-mêmes objets d'étude, avec situations et aiguillages convenant à leur émergence, leur

installation et leur développement. Dans un lieu calme, on prend conscience de son corps, de son volume, de la surface externe et interne de la peau, du contact avec des objets proches, du contact à travers le sol ou le mur, etc.... Autant d'exercices non spécifiques, aux effets variant selon les individus, élargissant le vocabulaire et la grammaire du dialogue avec le corps. Il y a aussi des exercices où l'on sent le rapport actif- passif, du micro- mouvement avec ses incidences sur les régions contracturées, des moments où une situation apparemment anodine vous porte aux limites du sommeil – voire au sommeil.
Tout cela provoque des « états » particuliers que chaque athlète va garder pour une part comme viatique général, pour une autre part comme investissement immédiat dans ses rapports avec le bateau et l'eau.

D'autres opérations procèdent de la même démarche mais concernent des schèmes d'action identifiables comme plus proches de la gestuelle du kayakiste slalomeur. L'avantage c'est, à coup sûr, de provoquer un intérêt. L'inconvénient, c'est l'entrée en concurrence avec des montages bien établis et qui plus est, validés par leur part dans des réussites. D'où une situation délicate, mais permettant tout de même une évolution du dialogue avec le corps. Quelques exemples : pendant leur passage dans les portes, les épaules des kayakistes doivent à la fois constituer un appui solide pour les muscles des bras actionnant la pagaie et pourtant demeurer suffisamment mobiles pour esquiver les fiches afin d'éviter la pénalité.
Parler des épaules, c'est s'intéresser à toute la région dont elles font partie et à leur situation fonctionnelle dans cet ensemble de pièces rattachées au thorax par l'articulation des clavicules avec le sternum vers l'avant et vers l'arrière à la colonne vertébrale par la musculature enveloppant les omoplates. Celles- ci sont situées dans la région dorsale, terrain peu connu sauf lorsqu'il nous adresse quelques messages, en particulier douloureux. Au moins au niveau conscient, le dialogue n'est pas habituel.
Fixées au thorax, mais aussi mobiles par rapport à ce thorax, les omoplates méritent une attention particulière.

Il s'agit d'abord de trouver leur place, les limites de leur mobilité, prendre en compte la puissance remarquable de la musculature qui à la fois les maintient et les mobilise. Pour cela, il faut explorer la sensibilité de cet ensemble pour lui assurer sa place, souvent plus grande qu'on le pense, dans beaucoup d'actions. Rendre cette zone plus *vivante* par des exercices individuels – ou à deux - , c'est ouvrir d'autres voies de dialogue à partir du sensible. Initiées et perçues consciemment au départ, ces sensibilités ainsi éveillées iront se combiner avec des éléments déjà assimilés et en enrichir les possibilités de mise en oeuvre
Nous retrouvons le même souci de réveiller le sensible pendant la préparation avec une activité « transversale » par excellence, la *musculation*, dont la pratique est pensée et conduite de bien des façons suivant le but recherché. Cela peut être une recherche générale de développement musculaire, un objectif de santé, de modelage corporel, une réponse à des demandes particulières s'insérant dans un processus

d'entraînement sportif, etc.
Son introduction dans la préparation à un type de performance fait l'objet de beaucoup de théories et d'essais. Des exemples nous en fourniront une illustration :
A une époque – lointaine – quelqu'un s'avisa qu'il serait utile à un joueur de tennis de disposer de davantage de puissance pour frapper la balle. Comme on voulait rester le plus près possible de la forme du geste, on conduisit des entraînements avec des raquettes lestées. Malgré sa logique formelle, cette tentative eut un avenir limité.
Autre exemple, actuel : l'analyse de la gestuelle de l'athlète et des mesures complémentaires aident les personnes ayant une responsabilité dans une préparation à déterminer des moyens les plus propres à améliorer la performance. Parmi eux figure souvent la musculation, dosée en fonction des besoins de chaque individu.
Si l'on pense en termes de *dialogue avec le corps*, nos exercices de musculation, sans que change leur forme apparente ni leur efficacité, présenteront pour l'exécutant une signification différente.

Nous prendrons pour exemple un exercice simple, classique, dont l'approche ne dépend pas d'un appareillage particulier, mais, pour nous, de la *forme d'attention* portée sur son corps par l'exécutant, favorisant l'institution d'un mode de *dialogue* capable de se continuer en dehors de l'exécution de cet exercice et de la salle où il est pratiqué :

Matériel : une barre fixe (agrès gymnique commun)

Consigne : pendu à la barre, amener le menton au niveau la barre par une traction des bras.

Pour le spectateur, les bras agissent, le corps monte, la tête arrive au- dessus de la barre. Interprétation : on développe la musculature des bras. Ce qui est vrai. Celui qui s'intéresse davantage à la musculation sait bien que ce n'est pas si simple ni si précisément localisé.
Les jambes sont directement rattachées au bassin par une articulation. Tout mouvement de la jambe peut être transmis directement au bassin et réciproquement. Il n'en est pas de même pour les bras vis- à-vis de la ceinture scapulaire. L'os du bras, l'humérus, s'articule bien avec l'omoplate, mais celle- ci est reliée à la colonne vertébrale et au gril costal par une série de muscles qui la solidarisent avec le squelette tout en lui laissant une liberté de mouvement et d'action. En kayak, avoir des bras puissants capables d'actionner vigoureusement la pagaie est fort utile. Mais les bras n'agissent pas seuls et tous les muscles conditionnant le placement et le mouvement de l'omoplate sont concernés. Mais pour quoi faire ? On peut concevoir deux sortes de rôles. L'un, c'est que la musculature reliant l'omoplate au thorax travaille de façon isométrique, fixant l'omoplate à la cage thoracique et assurant une position stable à l'épaule à partir de laquelle les bras pourront travailler. L'autre, c'est que l'ensemble de cette musculature entre avec un rôle dynamique et participe de façon harmonieuse aux combinaisons des actions musculaires reliant de façon sans cesse évolutive à travers et par l'action de la kayakiste le bateau à la pagaie, en fonction du parcours projeté.
A cet égard, l'observation du passage dans les portes du slalom montre de grandes

différences entre les concurrents, surtout au moment où une esquive de la pagaie ou du corps est nécessaire pour ne pas toucher une fiche.
Pour optimiser le rôle des omoplates et faciliter l'entrée des acquis partiels dans les comportements, un travail individuel sensible de mobilisation de la zone dorsale est utile pour la prise de conscience, définie comme une mise en présence des interlocuteurs, avec le souci que l'un entende ce que lui dit l'autre et réciproquement. Ce sont les conditions mêmes du dialogue.
Mais dans les conditions de la navigation, il arrive que les sensations proprioceptives fortes engendrées par l'effort violent prennent le pas sur les perceptions fines et qu'une réaction inappropriée nuise au développement de la réorganisation qui eût été salutaire.
C'est en partie cette constatation qui nous conduit à explorer des formes d'attention diverses dans des moments d'effort. Si nous revenons à notre étude du rôle des omoplates dans la navigation et au mouvement de musculation à la barre fixe, cela nous conduit à réexaminer les finalités et les modalités de cet exercice.
Rappelons la consigne : *pendu à la barre, par une traction des bras, amener le menton à hauteur de la barre.*
Ajoutons quelques sous- consignes :

- *Même forme d'exercice, mais pendant la traction, les épaules s'abaissent*
- *id. c'est le sommet de la tête qui vous tire vers le haut*
- *id. on ramène les omoplates vers le bas en les rapprochant de la colonne vertébrale*
- *id. on fait comme si on voulait amener la barre vers le bas. La montée se fait par réaction*

Introduire de la variété dans la monotonie de cet exercice répétitif présente déjà un intérêt en soi. Mais le principal, c'est de faire sentir à l'athlète qu'à l'intérieur d'une même forme de mouvement, fût- il aussi simple et stéréotypé qu'une série de tractions, la nature et la combinaison des actions musculaires n'est pas immuable. Une sollicitation différente sera source de diversification.

Ainsi les placements et déplacements des omoplates créent des configurations nouvelles et contribuent à modifier l'univers sensible ainsi que les possibilités d'action et de réaction. Pour l'exécutant, ce n'est pas seulement une construction de l'esprit, mais quelque chose qu'il ressent et qui, de ce fait, peut entrer plus facilement dans les situations toujours renouvelées du processus de navigation avec, bien entendu, des variations individuelles.
On peut imaginer d'autres modalités, d'autres situations. Il est d'ailleurs important que l'athlète lui- même, suivant cette démarche, en transpose l'esprit vers d'autres parties du corps, dans d'autres contextes.
Autre exemple concernant plus immédiatement (apparemment?) la pratique de la spécialité :
La solution approchée mais jamais définitivement résolue du « calage » offre un lieu et un moment de dialogue sans cesse renouvelés. Comment peut-on, de façon

optimale, solidariser la kayakiste au bateau tout en lui conservant la possibilité de percevoir finement les informations parvenant à travers la coque, cela sans gêner la circulation sanguine ni le jeu musculaire. Nous avons là un cas particulier d'un vaste questionnement concernant également la liaison du skieur avec ses skis et le senti de la neige, du pilote avec sa voiture, du cavalier avec sa monture, etc. Solidarité et perception, conditions d'éjection, tout cela importe. Dans cette complexité, l'expérience et la compétence de l'entraîneur se conjuguent avec l'aptitude de l'athlète à sentir et à exprimer ce qui se passe pendant la navigation. Là encore, la qualité et l'aiguillage des formes d'attention nécessaires au dialogue avec le corps est de première utilité.

Nous avons parlé de Louis aspirant à un *autrement*, d'Alice au thorax mortifié renouant difficilement avec son corps un dialogue perturbé, d'une kayakiste cherchant des moyens pour améliorer sa performance. Cet ensemble paraît disparate ou tout au moins on le voit ainsi, de par la situation des trois personnages, des catégories dans lesquelles il est convenu de les placer et des statuts différents des personnes habilitées à leur apporter leur soutien. Mais ces trois personnages sont des humains, avec ce que cela comporte de semblable dans leur constitution et dans leurs capacités à répondre à des sollicitations du même ordre. Placés dans le champ d'exercice de notre démarche, ils diffèrent toujours par leurs besoins et leurs désirs spécifiques, mais les chemins que nous leur proposons d'emprunter pour aller vers les buts envisagés se ressemblent. Ces canaux de communication avec le corps existent. Peu utilisés d'ordinaire, ils seront remis en service en utilisant les formes d'attention qui conviennent quand on accorde la première place au sensible. Cela importe dans la communication – au dialogue – avec son propre corps, mai aussi dans les rapports – les dialogues – avec les autres corps, comme nous le verrons davantage dans les chapitres qui suivent.

10 - Corps à corps

Le dialogue entre les corps, nous le connaissons bien au quotidien, à distance ou en contact direct, associé ou non à la parole et au regard.
Parole, regard, expressivité du corps peuvent porter ensemble une même signification. Ils peuvent aussi diverger, voire se contredire. Dans ce qui suit, la parole sera rare, limitée à des espaces particuliers. Le regard aura une place discrète. Le corps *sensible* aura une place prépondérante.
Dans la rue, un corps peut se comporter de manière à attirer l'attention. Il peut aussi rester neutre, en lui- même, son attitude gardant la distance avec les autres passants. Un dialogue est susceptible de s'engager par attirance, réciproque ou non.
Dans une équipe de sport collectif (foot, rugby ...) c'est par son placement et par son attitude que le joueur « appelle » le ballon ou leurre l'adversaire sur la direction qu'il va prendre.
Dans les sports de combat comme la lutte ou le judo, la prise sur l'adversaire étant directe ou par l'intermédiaire du kimono, c'est à partir d'un ensemble où jouent l'effort de contention et en même temps la perception précise de l'état et de l'attitude de l'adversaire que va se déclencher l'action décisive. Sur une scène de théâtre, parole suspendue, deux corps distants engagent parfois un dialogue dont l'expressivité enchante le public.

Un dialogue ou deux monologues ?
Pour qu'un dialogue – un échange – s'installe, il faut que des conditions soient remplies. Pour en comprendre le principe, considérons un échange verbal. Un locuteur émet un message, un récepteur écoute et interprète. Il répond. Le dialogue commence.
Imaginons une rencontre entre deux personnes développant chacune un prosélytisme affirmé, chacune étant soucieuse de faire prévaloir son point de vue. L'écoute de l'autre peut être réduite au minimum, chacun cherchant seulement l'argument de l'adversaire susceptible d'être aisément réfuté. Nous sommes plus près du double monologue que du dialogue. Ces situations ne sont pas rares. Nous en rencontrons chaque jour, à des degrés divers.
Pour qu'il y ait dialogue, il faut, selon la locution populaire, *que chacun y mette du sien* car, si la rigidité peut imposer, il lui est difficile de s'adapter. Si l'on supprime la parole et que les corps occupent la place, nous avons des schémas semblables en leur principe, mais vécus de façon différente. Restent le corps et le regard.

Situations d'étude :

Face à face

Deux personnes, éloignées de quelques mètres, s'approchent l'une de l'autre. Chacune voit le corps de l'autre, évalue son attitude. Peut- être imagine- t elle son état, ses intentions ... l'image qu'elle offre elle- même ... C'est le regard qui capte et transmet l'information et déjà les corps réagissent, de façon consciente et non consciente.

Des consignes ont été données : face à face, chacune va mettre ses mains sur les épaules de l'autre. Elles prendront alternativement la direction des opérations en dirigeant les déplacements de la partenaire. Celle qui va agir la première a été désignée. Lorsque celle qui est dirigée souhaitera changer de rôle, elle lèvera la main. Mais on peut concevoir aussi que celle qui dirige décide du changement de rôle. Pendant la durée de l'exercice, on ne parle pas.
A partir du moment où les mains sont posées, le rôle du regard change. Le champ visuel se réduit pratiquement au gros plan de la face de la partenaire. D'autre part, il n'est plus qu'un capteur d'information secondaire, compte tenu du flot de sensations changeantes provenant du corps de l'autre ou de son propre corps. Encore faut- il que les deux personnes soient disponibles, ce qui n'est pas évident dans cette situation inusitée. Des crispations étant toujours possibles, il est indiqué de ne pas proposer cet exercice avant que les personnes concernées aient effectué un travail individuel les familiarisant avec l'accueil de ces sensations proprioceptives.
La simplicité des consignes laisse une large place à leur interprétation. L'acte d'autorité affirmée est possible aussi bien que la recherche d'une relation plus discrète. L'appréhension des phénomènes d'action et de réaction est facilitée par l'alternance des rôles. La suspension de la parole fait que l'explication (justification ?) n'est pas possible pendant la durée de l'exercice et que la communication ne peut se faire que par l'intermédiaire du sensible, ce qui est peu habituel – du moins consciemment.
La règle : « *L'une dirige, l'autre suit* » est nette. Vus de l'extérieur, il est tout- à- fait possible que les déplacements du binôme lui correspondent parfaitement. Ce qui n'empêche pas la complexité des ressentis. Déjà, *commander* et *obéir* ainsi que leurs rapports prennent des sens et des formes multiples dans la réalité.
Deux exemples :
Dans l'armée, en certaines circonstances, un ordre doit être rigoureusement exécuté, pour des raisons vitales. Il en va de même pour le code de la route ...
Dans une pièce de Cocteau, nous trouvons cette réplique : « *Je suis leur chef, donc je les suis* ».
Entre les deux, bien des degrés.

Celle qui est censée commander n'a pas toujours, au départ, une idée claire de ce que sera son action.
Elle essaye et rencontre l'état, la disponibilité, la vitesse de réaction de sa partenaire. Elle réalise les limites de ce qu'elle peut lui demander. Souvent elle éprouve une certaine gêne dans cette situation exceptionnelle. Les connotations sociales concernant l'ordre, l'obéissance, l'autorité, la soumission ne s'envolent pas spontanément, même si on change de registre. Tout cela influe sur son *ressenti* dans la situation où elle se trouve avec ce *corps à corps* singulier.
Selon son tempérament, son état du moment, le signal de sa partenaire pour le changement de rôle peut lui paraître désagréable ou prématuré parce qu'elle apprécie sa situation, soit parce qu'elle regrette de n'avoir pas eu le temps d'en exploiter

d'autres possibilités. Ou bien c'est un soulagement car elle ne s'y sentait pas à l'aise.

Celle qui « suit » doit être particulièrement disponible pour recevoir et suivre les indications de sa compagne. Ce n'est pas toujours facile. Elle peut ne pas percevoir une injonction, anticiper, se trouver démunie parce que ce n'est pas clair ou trop rapide... N'oublions pas que la parole est suspendue, autrement dit que le mode de communication verbal ordinairement habituel et dominant – ce qui ne veut pas dire nécessairement le plus important – ne peut pas fonctionner et que l'essentiel passe par la sensation aboutissant de façon sélective à la perception.

Evolution et parole :
Evoquer un processus d'évolution en la matière, c'est énoncer une réalité, sans toutefois penser qu'elle serait identique pour tous les individus. A chacun, il faut un temps d'adaptation qui lui est propre. Les aptitudes au dialogue sensible ne sont pas uniformes. Il arrive que certains ne peuvent pas supporter ce mode de communication alors que d'autres l'apprécient d'emblée. C'est dire l'importance du rôle du meneur de jeu laissant un vaste champ libre – avec quelques aiguillages. En restant dans la même perspective, les variantes possibles sont nombreuses. Par exemple, il,est souvent intéressant de travailler en groupe, ce qui permet des changements de partenaire. Qu'un ajustement, une connivence s'installent entre deux personnes ayant l'habitude de travailler ensemble n'est pas sans intérêt. Il permet, entre autres, des explorations fines, pour lesquelles une confiance réciproque est nécessaire.Mais changer de partenaire fait entrer en contact des tempéraments, des caractères différents qui réagissent chacun à leur façon, élargissant la palette de l'expérience et donnant à chacun l'occasion de mieux repérer des constantes dans son propre comportement.

Nous avons précisé que, pendant la durée de l'exercice, la parole est suspendue. Après chaque séquence, elle est à nouveau libre, remplissant d'autres fonctions. D'abord entre les deux protagonistes, chacune disant à l'autre ce qu'elle a ressenti, précisant ce qu'elle avait l'intention de faire, etc. Ce qui provoque souvent des surprises de part et d'autre avec des sujets de réflexion sur son propre comportement comme sur son interprétation du comportement de sa partenaire.
Après ce premier temps, c'est dans le groupe, avec l'animateur, que les échanges auront lieu. Alors leurs contenus et leur forme deviennent différents. Du dialogue direct, on passe à l'exposé et au questionnement. Le rôle de l'animateur est discret: quelques éclaircissements, quelques demandes de précision, un accueil égal pour toutes les déclarations. Les émissions verbales sont différenciées, entre la mutité et le discours surabondant. Bien entendu, toutes ces déclarations, après les situations que nous avons décrites, pourraient fournir une matière intéressante à exploiter pour un psychologue, un psychanalyste, voire pour l'animateur s'il pense avoir la compétence nécessaire. Mais ce n'est pas le but recherché. Tous ont vécu une expérience particulière, parfois déstabilisante. Ils ont besoin de faire le point, parfois de se

rassurer en cherchant à se référer à une norme (imaginaire?). Ce qui peut aller jusqu'à la question : « *Suis- je normal* ? ». Entendre le témoignage des autres, c'est en découvrir la diversité, s'apercevoir que chacun est différent, qu'il n'y a pas de « *Il faut que* ». Ecouter ces récits aide souvent à clarifier ce qu'on a soi- même éprouvé de façon confuse.
A cette occasion, toutes sortes de régulations s'effectuent, pas forcément spectaculaires mais souvent discrètes et profondes, touchant à l'intime. La parole avait été suspendue. Elle est revenue, avec un autre rôle.

Dos à dos

Partons *d'une situation d'étude* : deux partenaires sont assis à califourchon sur un banc, dos à dos. Les dos se touchent au niveau du bassin et du thorax, de façon plus incertaine au niveau lombaire. La parole est suspendue, le regard embrasse, sans but défini, une partie de la pièce ou du paysage.
Soulignons les différences avec le « face à face » : on ne se voit pas, le contact corporel n'est pas distant (par l'intermédiaire des bras) mais direct. D'autre part, le statut de l'avant et de l'arrière du corps n'est pas le même. On voit presque constamment et on a conscience de montrer le côté face. Pour l'autre côté, il faut un jeu de miroirs. Entrer en contact avec l'avant du corps d'un autre ou avec son dos n'est pas éprouvé de la même façon.
Avant de travailler à deux dans cette configuration, il est préférable que chacun ait vécu des situations favorables à une prise de conscience sensible de sa propre région dorsale.

Cela peut se faire par un travail individuel en contact avec le sol ou un mur, mais aussi par deux, debout dos à dos, avec ou sans déplacement, les éléments d'équilibre et de mobilité constituant des facteurs de variété sur le chemin conduisant au dos à dos délimité et immobile.
Consigne : « A travers les vêtements (légers), faire contact avec le dos de l'autre, sans déplacement important. »
Dans le f*ace à face*, il y avait de l'action orientée. Le toucher procurait de l'information, le contact favorisait l'échange. Maintenant une partie du corps se trouve, comme on dit au théâtre, à *contre- emploi*. La main, avec la configuration particulière de ses terminaisons sensitives, recueille et transmet de l'information. Le dos a moins de capacités sensibles que la main mais peut établir un contact *dans* et *à travers*. Les perceptions en seront moins fines ou moins aisément exprimables. Leur niveau conscient sera moins clair, ce qui n'empêche nullement les phénomènes non conscients de se développer. Nous en prenons conscience par leurs effets. Au moment de la prise de parole, quelques- uns seront nettement exprimés, comme par exemple les perceptions de chaleur, de froid, de consistance, avec souvent cette difficulté à distinguer ce qui provient de son propre corps de ce qui provient du corps de l'autre. Parfois des pensées ou des réactions physiologiques touchant à l'intime seront exprimées seulement dans la confidentialité, hors du groupe.

Ainsi l'expression « *Dialogue avec le corps* » signifie aussi bien *dialogue avec son propre corps* que *dialogue par l'intermédiaire de son corps*, les deux formes liées, dépendant l'une de l'autre.

11- Deux et ensemble

Dans le chapitre précédent, deux corps étaient en contact, par l'intermédiaire des bras et des mains dans un cas, dos contre dos dans l'autre. Dans le premier, chaque protagoniste avait un rôle défini. Nous étions dans l'action, sans paroles, mais consciemment, avec une tâche à accomplir. Dans le second, hors de la vue et toujours sans paroles, ce sont les dos qui communiquaient. Un équilibre s'instituait entre les individus, sur un mode faiblement conscient, laissant jouer le non- conscient. Idéalement, on ne veut rien, tout est possible, on est prêt à accueillir.
Nous allons maintenant examiner d'autres formes de dialogue avec notre corps et, par celui- ci, avec le corps de l'autre qui, lui- même, favorise l'appréhension de notre propre corps. Dans ces circonstances, la nature et les limites du *dévoilement* étant l'affaire de chacun, le respect mutuel est de rigueur.

Partons d'un exercice simple : les deux partenaires sont face à face. Deux baguettes (bambou, coudrier ...) les relient. Ils en tiennent chacun une extrémité, soit par une prise légère entre deux doigts, soit par simple pression sur le bout avec un doigt, ce qui permet une grande souplesse d'utilisation, à condition de ne pas perdre le contact. Au départ, il y a parfois quelques crispations. Elles s'estompent quand un équilibre est trouvé, que le mouvement s'amorce. L'attention est alors disponible pour la réception des perceptions fines des actions de la partenaire – et de ses propres réactions. Ouverture du dialogue. C'est le moment où des consignes complémentaires sont utiles, non pour contraindre, mais pour aiguiller vers des formes d'exploration auxquelles les participants n'auraient pas pensé spontanément. Précisons que la parole est toujours suspendue et le rôle du regard de modeste importance. L'essentiel se passe dans les échanges entre les partenaires par – à travers – les baguettes.

L'évolution de la situation entre les deux partenaires varie dans sa nature et dans l'ordre de survenue de ses phases. Considérons quelques moments :

- Les deux partenaires restent *chacun chez soi*, leur souci commun étant de ne pas laisser tomber les baguettes. La perception est réduite à la pression sur leurs extrémités, plus ou moins accompagnée – ou perturbée – par des tensions venant de son propre corps.
- Quelques changements se produisent, l'autre commence à être perceptible.
- Les bras sont mobiles, la situation des baguettes évolue. La personnalité, le caractère des protagonistes se manifestent par des pressions variees dans leurs directions, des initiatives de mouvement, tout en continuant à percevoir l'autre, à s'accorder à ses actions et réactions. Le dialogue prend forme, entre dissymétrie et équilibre.
- Les corps bougent, les pieds se déplacent, on explore des possibilités, un espace est créé et animé d'un commun accord. Parfois il en résulte des figures audacieuses, chacune allant jusqu'aux limites de ce que permet son propre corps, ou bien nous assistons à des enchaînements harmonieux. De la

découverte hésitante, nous sommes passés à la création en commun.

Remarques et commentaires :
La seule description formelle de l'exercice ne rend pas compte du faisceau de particularités qui constituent la situation. La séance a lieu le plus souvent dans une salle, au calme, pendant une durée déterminée, en dehors du flot de la vie courante. Les habitudes, les conditionnements, les conventions ne restent pas tous à la porte, mais ils sont en grande partie atténués – euphémisés -, laissant de la place pour l'acceptation de modes inusités de rencontres, avec les formes d'attention qui leur sont consubstantielles. L'espace délimité de la salle et la coupure temporelle sont des conditions préalables qui n'ont rien d'original, car ils conviendraient aussi bien à d'autres activités. C'est la mise en scène de l'exercice et sa régulation qui importent.
Les canaux du dialogue sont modifiés : on n'utilise pas l'échange verbal, la quête de renseignement et l'expressivité du regard sont d'une utilité modérée, Cette situation demande une disposition nouvelle pour appréhender, à travers les baguettes, les actions et réactions de la partenaire. C'est devenu un dialogue *sensible*, avec les corps en première ligne. C'est aussi un dialogue d'une nature particulière puisque son objectif n'est pas précisé au départ et qu'il se trouve ainsi ouvert, même à l'inhabituel. Cette quasi- vacuité est une des conditions pour qu'une autre sorte de communication se développe. C'est un moment où les limites (plus ou moins arbitraires) entre ce qu'on nomme *conscient* et *non- conscient* évoluent. De nouveaux phénomènes ont l'opportunité de se constituer et les filtres installés, moins saturés par les conventions habituelles, pourront les laisser émerger. Lorsque vient le temps de la parole entre les deux partenaires puis dans le groupe, les propos tenus ont leur importance, limitée par l'entrée en résonance avec le référentiel de l'autre et de ce qui vient d'en être mis au jour, de ce qu'il a éprouvé comme de son interprétation de ce que lui a transmis son partenaire par l'intermédiaire des baguettes.
La place accordée au corps et l'importance qu'on lui accorde ont été modifiées. Ce n'est plus uniquement un corps « *pour faire* » ou « *porteur d'image* », mais un « *étant* » avec ses ressources toujours utilisées mais rarement considérées à leur juste mesure. Notre attention s'ouvre, embrassant de nouveaux champs et accueillant des informations inhabituelles – tout au moins pour leur appréhension et leur formulation. Nous connaissons le long combat de Kant affirmant l'hétérogénéité de ce qu'il considérait comme les deux sources de la connaissance humaine : la sensibilité et l'entendement. Ce qui ne l'empêchait pas de se demander si elles ne provenaient pas d'une source commune, mais inconnue de nous.

Une question semblable se pose à propos de la situation que nous avons décrite, où les limites entre sensibilité et entendement sont mobiles et incertaines. La notion moderne de psycho- motricité constitue une approche intéressante sans que, pour autant, la distinction kantienne perde sa valeur d'outil de recherche.
Autre aspect : il y a un jeu continu entre identité et altérité dans cette situation dissymétrique. Le déroulement de l'exercice fait que l'on va vers une égalisation,

jamais complète. Chacune prend conscience de l'autre mais aussi d'elle- même au cours de l'action puis de l'échange parolier qui suit.
Comme de toute expérience ou aventure, il en restera quelque chose, l'inscription en étant favorisée par l'aspect émotionnel qui fait partie de la situation.

12 - Corps et espaces.

Danse

Loïe FULLER (1862 – 1928) et Isadora DUNCAN (1878 – 1927) sont souvent venues en France. On s'accorde à présenter ces deux danseuses américaines comme étant à l'origine de la Danse Moderne pour leur création de nouveaux rapports entre le corps, le mouvement et l'espace.

Loïe Fuller était adepte des grands voilages, souvent fixés à des bâtons attachés à ses bras. Elle les animait en de multiples figures, créant un espace habité par des formes amples, mouvantes et harmonieuses.

Isadora Duncan devint célèbre pour la hardiesse de sa présentation, le corps couvert de voiles légers, mais surtout par l'invention d'un langage gestuel en accord avec une grande liberté de pensée.

Les noms de ces deux artiste sont souvent réunis. C'est moins en raison de leurs techniques qui présentent de sérieuses différences que pour l'audace dont elles ont fait preuve vis- à – vis de la danse pratiquée à l'époque et des modes de pensée de la société du moment. Si leurs œuvres avaient été uniquement provocatrices, elles n'auraient pas suscité autant d'imitations ni inspiré les générations suivantes.

De ces rapports du corps et de l'espace, nous donnerons un autre exemple. En Allemagne, à partir de 1919, le Bauhaus, école d'architecture et d'art, a été un lieu extraordinaire de rencontre et de création. La danse, particulièrement développée dans ce pays depuis le début du siècle occupait une bonne place. Rudolf Laban et Mary Wigman, qui fut son élève, ont participé de façon importante à ce développement. A l'époque (1928 – 29), nous avons une bonne illustration de la recherche de ces rapports corps- espace avec une chorégraphie d'Oskar Schlemmer : « La danse des bâtons » où un danseur évolue avec une dizaine de bâtons attachés à son corps, à ses jambes et à ses bras, prolongeant le geste et donnant d'autres possibilités pour explorer- créer l'espace.

Corps et espaces

Avec le corps pour centre, trois sortes d'espaces sont à considérer

L'espace intérieur, aisé à définir quant à sa disposition spatiale, puisque limité par la peau.

Les deux autres n'ont pas, entre eux, de frontières aussi nettes. Il y a l'espace proche du corps, où se développent expressivité et gestuelle et un espace plus vaste, rendu sensible et habité par les grands jeux de voiles de Loïe Fuller. Si les prestations d'Isadora Duncan se rattachent au premier, la « danse des bâtons », selon ses développements, se situerait dans l'un et l'autre. Ces espaces sont aussi des lieux de rencontre entre les corps, portés par des pulsions et des désirs ou ritualisés par les mentalités et les codes du lieu et du moment ou bien encore réglés par la mise en scène du spectacle.

Ces espaces, il reste à les explorer et à leur donner vie, non seulement dans le contexte d'un spectacle mais pour tout un chacun, le spectateur devenant acteur. Ce sera l'objectif de ce paragraphe où nous resterons proche des exercices d'étude employés par Gerda ALEXANDER, leur simplicité formelle facilitant leur liberté d'usage.

Le premier espace envisagé, c'est l'intérieur de notre corps, de tout ce qui est délimité par l'enveloppe de la peau. Couché , assis ou debout, nous portons successivement notre attention sur chacune des parties de ce volume. Des informations nous en parviennent, souvent inhabituelles. Notre attention devient capable d'explorer librement cet espace unifié. Le mouvement corporel n'est pas exclu. Après s'être suffisamment familiarisé avec cet espace et la circulation interne dans son ensemble, il est possible de se mouvoir sur le sol ou debout par simple déformation de son volume. L'individu reste *dans* son corps. Il en résulte un mouvement d'une qualité toute particulière, repérable par l'expressivité peu habituelle qui en résulte.
Dans cette affaire, si la curiosité et une sorte de virtuosité ont leur place, elles n'en font pas un exercice gratuit. Ce nouveau rapport avec notre corps écarte - au moins temporairement – plus d'un stéréotype postural et ouvre – de façon consciente ou non consciente - de nouvelles possibilités de comportement. A la coupure temporelle que constitue la séance s'en ajoute une autre, par cette nouvelle forme de dialogue avec notre corps. Nous trouverons une problématique semblable dans la constitution et l'exploration des espaces extérieurs.

L'espace proche est celui du geste, du mouvement, de la rencontre. Il nous contient et notre activité le crée. Cet espace, nous l'occupons de bien des façons. C'est un lieu de convergence entre ce que nous sommes, avec nos tempéraments, nos conditionnements et les regards extérieurs, tels que nous les ressentons directement ou que nous les imaginons. Danse et théâtre mettent en évidence l'espace et l'habitent, soit en suivant une mise en scène bien établie, soit avec une part plus ou moins large d'improvisation. Mais devenir acteur ou danseur demande certaines conditions.

Mary Wigman (1886 – 1973) caractérise ainsi les étapes par lesquelles un danseur passe au cours de sa formation :

Première étape : *le désir d'expression tâtonnant, sans souci de contenu ni de forme. L'expression pour elle- même. Lourdeur, chaos, absence de contrôle, agitation, ravissement causé par l'expérience de la conscience de son corps, aimée et exagérée*. (Une expérience inconsciente totale)

Deuxième étape. *L'éveil d'une orientation raisonnée. Il peut s'ensuivre une argumentation pour donner une explication aux forces instinctives. Expression, forme et contenu semblent séparés. Tout ce qui est typique s'oppose à ce qui est individuel et vice versa. Le talent du danseur commence à se cristalliser. L'élément significatif de cette phase de développement, c'est la manifestation d'une discorde intérieure,*

d'une oscillation entre l'expression pour l'expression et la forme pour la forme.
Le corps qui n'est plus un simple corps et qui n'est pas encore un instrument, devient la scène de combats intérieurs et extérieurs. (Expérience de la divergence et de la dépendance)

Troisième étape : *Un état de clarification s'installe. L'expérience et la fonction comme expérience de la danse deviennent une forme gratifiante et complète. Le mouvement dansé trouve son articulation; la maîtrise des moyens et des matériaux devient reconnaissable. Le corps, cessant d'être une matière entêtée, se révèle comme un vecteur d'un propos, un instrument. Graduellement, la reconnaissance de la capacité du danseur à acquérir une efficacité professionnelle devient possible.(*Une expérience consciente totale*).*

La façon dont Mary Wigman envisage le trajet du futur danseur vers l'excellence nous intéresse. Elle décrit, étape par étape, l'évolution des rapports – du dialogue – avec le corps que ce processus implique. Faisons quand même la part de ce qui est spécifique dans cette trajectoire. Le but fixé est de disposer d'un corps libre et agile comme il convient pour ce genre de métier. Mais dans le propos de Mary Wigman, il ne s 'agit pas seulement de l'entraînement du corps – nécessaire en l'occurrence – pour atteindre à la virtuosité. C'est tout l'individu qui évolue, acceptant d'être aiguillé vers une zone où les relations avec son corps vont changer. Dans un premier temps de rupture – d'exploration – le désordre s'installe, avec les réactions affectives. Le second temps est celui d'un combat intérieur pendant que se prépare le dernier épisode où l'aisance du mouvement et un nouvel équilibre de l'individu aboutiront aux conditions d'une expression choisie.
Ce processus est plus facile à saisir et à évaluer – au moins de l'extérieur – quand il est finalisé, comme c'est le cas pour la préparation du danseur ou d'un sportif aspirant à atteindre le haut niveau dans sa spécialité. Mais cette démarche concerne l'humain de façon plus générale, qu'il prépare une performance ou qu'il souhaite se sentir plus à l'aise dans la vie courante.
Dans ce dernier cas, les situations proposées doivent être à la portée de tous.
L'espace proche et l'espace lointain seront séparés par une frontière peu marquée.
L'espace proche sera une sorte de bulle entourant l'individu, se déplaçant avec lui et pouvant contenir toute sa gestuelle. Plus loin, dans un espace non borné se développeront des prolongements de diverses natures.

Prenons quelques exemples dans les propositions de pratique.

Improvisation (dite *libre*). Chez le néophyte, nous aurons des prestations se situant entre deux pôles. Une partie des élèves produiront des enchaînements d'éléments qu'ils connaissent, remémorés – ou s'imposant - d'autant plus facilement que leur répétition procure du plaisir ou parce que leur exécution a été gratifiante en d'autres circonstances, etc. Quelques- uns laisseront agir leur corps, découvrant avec

étonnement le résultat. Les situations intermédiaires sont nombreuses. Nous sommes proches des premiers temps décrits par Mary Wigman – découverte, incertitude – à la différence près que le but n'est pas aussi clairement établi.
Cette phase est classique, elle a son utilité, mettant chacun en situation nouvelle de recherche et, partant, d'interrogation. Elle a aussi ses limites, si l'on souhaite que le dialogue avec le corps comporte d'autres modalités, introduites par un parcours d'exploration et l'ouverture de nouvelles voies. Ce ne sont plus les mêmes schèmes perceptifs et moteurs qui vont être déclenchés, mais d'autres, répondant à des situations inhabituelles, celles- ci étant acceptables pendant la coupure temporelle de , la séance et surtout par son ambiance. Auparavant, l'attention s'est portée de façon vaste ou limitée sur des parties de notre corps, en faisant des lieux sensibles et localisables. Ainsi les élèves sont en mesure de réaliser ce qui va leur être demandé : dessiner dans l'espace à partir du bout du nez, d'un coude ou de la base du sternum, etc.
Quand une dizaine de personnes oeuvrent de cette façon, les prestations ne sont pas uniformes. C'est pour chacun une sorte de résultante entre les capacités corporelles, la recherche de forme, l'émergence de déclenchements spontanés, la résurgence de gestes appris. La partie qui dessine paraît parfois coupée du reste du corps, parfois l'ensemble est en harmonie. On va vers un nouvel équilibre fonctionnel. Sans être particulièrement recherchée, une qualité esthétique s'installe. Le mouvement n'est plus seulement *produit*, mais *habité*. L'amplitude et l'aisance des déplacements et de la gestuelle témoignent d'une réorganisation corporelle, avec ses limites, ses tensions, ses aptitudes à participer entièrement à un projet. Le cadre est conservé, mais laisse une liberté de développement pour le « style » de chaque individu.

Entre l '*espace proche* et *l'espace lointain*, la frontière – conventionnelle – n'est pas nette et on passe sans s'en apercevoir de l'un à l'autre. Disons que l'individu se meut dans l'espace proche alors que l'investissement de l'espace lointain nécessite des prolongements matérialisés ou imaginés. L'utilisation de voiles fixés à des bâtons par Loïe Fuller nous en fournit un exemple, ainsi que la « Danse des bâtons » d'Oskar Schlemmer. On pourrait parler aussi du tir au panier du basketteur, de la trajectoire du ballon continuant le geste du lancer, de la passe d'un rugbyman à son partenaire, l'un prolongeant son mouvement de bras, l'autre réglant sa course pour anticiper la trajectoire du ballon.

Dans tous les cas , la sensibilité est en jeu. Des exercices d'étude en feront prendre conscience et développeront chez le participant des possibilités de tranfert.
Nous avons évoqué cet exercice qui consiste à dessiner dans l'espace avec une partie du corps. C'est une approche intéressante d'exploration- création de l'espace proche.
Au- delà, il est parfois utile de matérialiser les prolongements nécessaires. Par exemple en demandant aux élèves de dessiner dans l'espace avec deux baguettes d'une cinquantaine de centimètres. L'animation des baguettes sera assurée par les mains, les bras, ou bien associés à la totalité du corps en mouvement. L'attention sera

portée successivement sur les baguettes elles- mêmes, sur leurs extrémités, sur leurs prolongements. Ces variantes dans les situations, avec les modifications des formes d'attention qui les accompagnent font partie des conditions pour que ce qui est ressenti et perçu ne soit pas rattaché à la forme d'un seul exercice mais éprouvé comme une attitude transposable en d'autres circonstances. Nous pouvons penser à des situations sportives, ne serait- ce que parce qu'elles sont définies, plus faciles à décrire et à évaluer. Mais n'oublions que les inscriptions en nous de ces schémas issus du sensible sont susceptibles de réapparaître à la conscience claire ou bien – le plus important – que leurs traces dans le non- conscient contribuent à élargir notre appréhension du quotidien ainsi que nos possibilités de réaction.

13 - Espaces partagés

Les frontières partagent les espaces terrestres, le cadastre partage le territoire communal, un héritage est partagé. Chacun est chez soi, chacun a son dû. Les mêmes règles – impersonnelles – sont appliquées à tous.
Mais on partage aussi les travaux de la ferme, on partage une même opinion. Ce qui demande une certaine entente. Pour partager les tâches, on agit, on réagit, on s'accommode.
Dans ce qui suit, nous garderons ce double sens. Chacun, en duo ou dans un groupe, gardera sa personnalité, son intimité, tout en s'accordant avec son ou ses partenaires, dans une situation mobile et délicate entre suivre et imposer. Ce qui demande une disponibilité permanente. La plupart du temps, « ça se fait » et dans bien des cas, ce sont les seuls résultats qui parviennent à la conscience claire.
Nous partirons de situations simples (dans leur forme) car cette simplicité même a l'avantage de ne pas focaliser l'attention sur les modalités d'un apprentissage technique et de laisser une grande liberté pour distinguer ce ce qui provient de sa propre sensibilité corporelle et de la présence active de l'autre – ou des autres.

Nous avons décrit et commenté ce qui se passe lorsque deux personnes, à califourchon sur un banc, sont en contact par l'ensemble du dos. Cette situation va évoluer lorsque les deux partenaires, toujours dos à dos, seront debout. De nouveaux paramètres vont jouer, en raison des déplacements devenus possibles. Nous en verrons les conséquences sur le déroulement de leur dialogue et ce qu'il advient des espaces dans lesquels ils évoluent.
Au départ, les consignes seront les mêmes que précédemment. : établir un bon contact avec le dos du partenaire. Le dialogue sera facilité par des micro- pressions locales entraînant des réactions semblables. Le but est de faire que chacun soit disponible à la fois pour *agir* et *ressentir*, deux conditions nécessaires lorsque la situation deviendra plus dynamique. Viendra ensuite le moment des déplacements, assujettis à l'impératif de garder le contact, avec l'attention correspondante, malgré les changements sensibles causés dans la région dorsale par la mise en action de tout le corps.
Une situation aussi simple (dans sa description formelle et mécanique) est source de variantes et d'extensions. Nous examinerons l'une d'elles, pour les espaces qu'elle rend présents.
Assis, contact des dos. Debout, sentir- explorer le dos de son partenaire et conserver cette fonction en se déplaçant. Les dos ont été rendus *sensibles, présents.* C'est maintenant de l'espace entre eux qu'il s'agit.

Dans la situation assise, si chacun des deux partenaires se penche en avant, le contact immédiat devient espace. Le rapprochement progressif, par petites touches, donne aux dos un rôle actif, semblable à celui dévolu d'ordinaire à la main : il va chercher, il s'enquiert, il va toucher et apprécier. Debout, les partenaires se séparent légèrement, puis se rapprochent. L'espace agrandi, rétréci, devenu virtuel, existe pourtant encore de façon sensible.

Ces situations sont peu habituelles car notre attention est d'ordinaire dirigée vers l'avant, que nous voyons, directement ou dans le miroir, La partie arrière de notre corps est parfois la source d'autres informations, non liées au regard. Dans cette région peu connue, l'expression populaire « *J'en ai plein le dos* » renvoie plutôt à des désagréments.
Se soucier de cette façon de son dos a de l'importance dans des pratiques codifiées comme dans la vie quotidienne. Notre corps est en équilibre entre l'avant et l'arrière, mais la qualité de notre attention n'est pas la même, concernant ces deux espaces. Dans les situations que nous venons de présenter, l'espace arrière change de statut. On le considère autrement, on y cherche – et trouve – des renseignements, on imagine des schémas de mouvement. Les rapports évoluent entre non- conscient et conscient. Dans notre corps, la mobilisation de la région des omoplates s'en trouve facilitée. Dans la pratique sportive, cet espace arrière, devenu sensible et habitable, sera disponible et accessible pour l'apprentissage du salto arrière comme pour les réglages délicats de l'esquive dorsale en saut en hauteur ou dans certains plongeons.
Dans la vie courante, laver une assiette ou tapoter un clavier en pensant à son dos et à l'espace arrière n'est pas interdit, surtout si cette région a été sensibilisée auparavant.

L'espace nous est signifié par ce qui l'occupe – un bâtiment, des vaches dans une prairie – mais aussi par nos actions et notre imagination. En un certain sens, à chaque instant nous contribuons à sa création.
Reprenons un exercice que nous avons décrit antérieurement : deux partenaires sont reliés par des baguettes dont ils évitent la chute par une pression de la dernière phalange d'un doigt. Des mouvements s'esquissent. Peu à peu l'action consciente de maintenir les baguettes laisse cette tâche au non- conscient, comme cela advient couramment dans la réalité. A travers les baguettes, chacun sent les initiatives et les attentes de l'autre. Un aller- retour, une entente s'installent. Les mouvements prennent de l'amplitude, revêtent de nouvelles formes, donnent une réalité sensible à l'espace entre les partenaires. Des formes mouvantes naissent de l'action commune pendant la recherche des limites du jeu. Un nouvel espace existe, non seulement entre les personnages, mais englobant les déplacements, avec les figures crées.

Dans le registre parolier, nous avons souvent des conversations entre trois personnes. Le terme *dialogue*, au sens d'échange, prend alors des formes différentes, le locuteur s'adresse à deux interlocuteurs, devenant lui- même interlocuteur lorsque l'un des deux autres prend la parole. Vous savez combien cette situation apparemment simple peut se compliquer par suite de prises de parole intempestive, par refus d'écoute ...

Reprenons notre situation de dialogue entre deux partenaires réunis par des baguettes. Ajoutons une troisième personne, la relation verbale étant toujours remplacée par de la communication sensible. Chacun reste attentif à ce qui provient de ses partenaires, agit et réagit en fonction des configurations successives, dans une série d'échanges auxquels la façon délicate de tenir les baguettes et d'éviter leur chute assure la continuité. Quand nous passons de deux à trois, il n'y a pas 1+2, mais 1+1+1, les trois sur un pied d'égalité, chacun nécessairement attentif, de façon sensible, aux deux autres. Après la fin de l'exercice, la discussion entre les protagonistes puis dans le groupe montre qu'il y a eu bien des surprises et des révélations – plus ou moins suivies d'interprétations – concernant le comportement de ses partenaires – et le sien propre.

Dans ce qui précède, il y avait occupation- création de l'espace au fur et à mesure que se déroulait le dialogue sensible entre des protagonistes en contact direct ou reliés par des baguettes. Dans le même esprit, un espace plus vaste sera occupé par des partenaires plus libres, évoluant individuellement ou entrant en communication à leur gré.
Imaginons un groupe d'une dizaine de personnes évoluant dans une salle. Chacun peut aller et venir conne il lui convient, développant seul une gestuelle dans l'espace ou se rapprochant d'un partenaire (consentant) pour, en se touchant ou sans se toucher, se mouvoir dans un espace commun, chacun influencé par l'autre, en entente ou en désaccord. Les binômes se font et se défont, moments de dialogue- échange et de création en commun, dans cette alternance d'isolement et de conversation sensible.
Ce *dialogue*, ces échanges groupant deux, trois ou davantage de personnes ont pour caractéristique de s'effectuer sans paroles, ce qui déroge à nos habitudes. L'expressivité du corps, souvent appréciée – à tort – comme secondaire au langage verbal est sollicitée et devient un mode de relation à part entière, ouvrant des canaux relationnels nouveaux par où passe ce qui est d'ordinaire transmis d'une autre façon ou qui ne trouve pas dans l'échange parolier le vecteur qui lui conviendrait. C'est un mode de découverte et d'expression, complémentaire ou principal selon les moments et les circonstances, de soi et des autres.
Autre sorte de communication, ce que Merleau- Ponty appelait *intercorporéité*, cette connexion aux mouvements, sensations, émotions de quelqu'un d'autre. A ce propos, Edith Stein parle d'*empathie* comme expérience de ce qui est étranger, qui n'est pas moi mais que je ressens néanmoins en et à travers moi. Les études qui ont été conduites sur ce sujet montrent que, même si ce n'est pas conscient, nous éprouvons une forme d'identification incarnée avec autrui, surtout quand l'autre présente des caractéristiques ou se trouve dans un état qui vous captive.

On parle aussi d'émotion communicative, contagieuse. La limite, c'est lorsque cette empathie risque de vous faire perdre votre propre personnalité. Les phénomènes de foule nous en fournissent parfois des exemples extrêmes. Nous connaissons aussi les modifications toniques que présentent des spectateurs (théâtre, sport) ou, généralement plus discrètes, de personnes regardant un tableau. C'est, diraient certains, tout le corps qui pense, gardant sa pensée dans sa corporéité ou l'extériorisant par son expressivité.

14 - Transfert

La notion de transfert est liée à l'idée générale de déplacement : on transfère une usine dans une autre région, une clause d'un marché comporte un transfert de technologie.
Le Larousse nous rapproche de notre domaine en définissant le transfert comme *« Phénomène par lequel une activité intellectuelle ou manuelle modifie une autre activité qui la suit »*.
Dans un processus d'enseignement, ce qui précède prépare à l'étape suivante. C'est un domaine où les certitudes sont éphémères, si l'on en juge par la confection quasi-continue de nouveaux programmes et les querelles entre les méthodes.
Dans un médicament censé modifier (améliorer) l'avenir du patient, le conditionnement a son importance, mais ce qui est essentiel, c'est la nature de la molécule active.
En reprenant la définition très large du Larousse et en la considérant comme indicative, des questions se posent : Qu'est- ce que nous souhaitons modifier ? Comment le principe actif peut- il se constituer ou être isolé et vers quoi peut- il être transféré ? Quelles sont les conditions de ce transfert ? Et bien d'autres.
Nous partirons de deux exemples, au plus haut niveau sportif, en ski et en kayak. L'avantage de ces situations, c'est d'avoir un objectif clair : obtenir les meilleurs résultats possibles dans les plus grandes compétitions internationales et mondiales, toute l'activité s'organisant en fonction de cet impératif. Ce qui est jugé inutile ou superfétatoire sera vite écarté, l'emploi du temps de l'athlète étant déjà saturé.
Un autre avantage (pour notre propos), c'est que les effets peuvent être suivis et exprimés oralement ou par écrit par les protagonistes eux- mêmes. Parmi ceux- là, les entraîneurs sont évidemment au premier plan et il est indispensable qu'ils sentent le bien- fondé de ce qui est proposé, voire qu'ils le proposent eux- mêmes

Ski

Dans une série d'articles, Gérard GAUTIER(1) parle des méthodes qui peuvent contribuer à « Développer la sensibilité du toucher de neige » et prend comme exemple l'eutonie de Gerda ALEXANDER. Il écrit ceci :

- Gérard GAUTIER a fait partie des meilleurs skieurs alpins de son époque. Il a développé ensuite une carrière d'enseignant et d'entraîneur. Au moment où ces articles sont publiés (2008), il est Président de l'Association Française des entraîneurs de ski alpin.

« Exemple de l'eutonie. Je suis redevable à René BERTRAND, mon prof de gym, qui a su me sensibiliser à cette technique dont il fut un des pionniers en France. Non seulement il nous initiait à la technique de Gerda ALEXANDER, mais encore il l'employait dans les Activités Physiques et Sportives. J'ai encore un souvenir assez vif de son enseignement du lancer de poids. « (1)

L'évocation du lancer de poids à propos de la sensibilité du toucher de neige paraît au moins bizarre si on se réfère seulement à la forme et à la mécanique de ces pratiques. Dans un cas, des appuis solides sont nécessaires, dans l'autre, il s'agit de toucher la neige le plus légèrement possible. S'il y a des analogies, il faut les chercher ailleurs. Dans un chapitre précédent, Valéry prête ce propos à Socrate : « *Nos aliments servent aussi bien nos vices que nos vertus* ». Ce qui correspond à l'idée que notre démarche n'est pas liée à des exercices ou des pratiques définis, mais aux possibilités fonctionnelles de l'humain, en particulier à sa sensibilité.

Dans la classe (terminale) de Gérard GAUTIER, le lancer de poids était enseigné dans la forme la plus courante à l'époque (et encore actuelle) : dos tourné à la direction du lancer et abaissé, en équilibre sur un pied, pas chassé vers l'arrière accompagné d'une vive extension de la jambe libre dans cette même direction avant la reprise du double appui et la poussée finale. Mais cette description mécanique, si elle constitue notre seul mode d'analyse du geste, aboutit à un enseignement (ou à un entraînement, mais la frontière entre les deux n'est pas évidente) basé sur les placements et les déplacements de cet ensemble articulé. Or, dans cette classe, sans négliger ce que nous venons de décrire, les élèves étaient préparés à orienter leur attention vers d'autres modes d'approche, en particulier vers le sensible. Par exemple, comme nous l'avons vu dans les chapitres précédents, ils étaient appelés à explorer les repoussés dans le sol, la réalité des volumes du corps, le prolongement du geste dans l'espace, etc. Ce qui, pour ce lancer où le déplacement est limité, l'effort concentré dans un temps réduit, aide à trouver des équilibres et des coordinations précis.
Pour le toucher de neige, cela s'effectue avec une gestuelle bien différente. Les équilibres successifs, assurant la continuité du passage entre les piquets d'un slalom, avec juste les appuis indispensables, implique des coordinations instantanément évolutives, acquises par l'entraînement et l'expérience de la compétition, mais facilitées par la démarche que nous préconisons.
La comparaison de l'analyse mécanique de chacune de ces deux activités ne montre pas d'analogies et ne permet pas d'affirmer que l'apprentissage de l'une facilite l'apprentissage de l'autre. De ce point de vue, on ne saurait parler de transfert.

- L'entraîneur de ski alpin – n° 66 – Juin 2008

Mais si nous partons de l'affinement de ce que peut ressentir un humain et des conséquences sur la didactique et la pédagogie de l'enseignement- entraînement, alors nous avons des voies de passage, comme le suggère l'association d'idées de Gérard GAUTIER. (1)

Kayak (slalom)
Ce qui suit est inspiré par des interventions effectuées pendant les années 90 auprès des athlètes du « Pôle France » de canoë- kayak (slalom) et plus particulièrement de deux kayakistes (femmes) dont le niveau est facile à situer : 2 places de vice-championne du monde, une place de troisième aux JO. Sur la nature du travail et son transfert dans l'acte de navigation, nous nous reporterons largement à un article paru

dans la revue « Education Physique et Sport » (2). Les trois signataires de l'article se présentent ainsi : René BERTRAND : eutoniste, élève de Gerda ALEXANDER – Anne BOIXEL : vice- championne du monde kayak slalom 1993 et 1995, sélectionnée olympique 1996 – Pierre SALAME : entraîneur national de canoë-kayak slalom. Nous les citons :

René BERTRAND :

« Les exercices sont simples (si l'on s'en tient à leur forme spatiale) et ne cherchent pas un rapport précis avec la forme du geste technique. L'important, ce sont les formes d'attention mises en jeu et leur objet :

Attention élargie, peu orientée, capable d'accueillir des perceptions multiples, même inusitées.

Attention sélective, discriminante, faisant la différence entre les renseignements sensibles provenant du corps en action, de la peau, du bateau et de l'eau, etc.

Attention localisée, pour des actions précises quant à leur origine, leur point d'application, leur intensité,...

Cet énoncé sommaire laisse entrevoir la multiplicité des combinaisons possibles »

(1) Prenons un exemple de ce qui peut résulter d'un changement de mode et de critères d'analyse : si nous considérons un avion de combat et une casserole, ni leur morphologie ni leur usage ne suggèrent une analogie. Et pourtant il est possible que la composition et la confection d'une pièce de l'appareil et celles de l'ustensile de cuisine aient beaucoup de points communs transférables de l'une à l'autre.

- BERTRAND René – BOIXEL Anne – SALAME Pierre – L'Eutonie dans la préparation d'athlètes ; une application en canoë – kayak – Revue Education Physique et Sport – n° 266 -Juillet – Août 1997.

Anne BOIXEL :

« L'athlète réalise que c'est un moyen complémentaire d'élargir la conscience du corps. Son objectif est de mieux ressentir pour mieux utiliser. Les exercices en salle sont transposables en bateau. »

« Cette prise de conscience se traduit par un « accueil » et une « acceptation » des sensations. Il est essentiel de rester au plus près d'elles, le jugement et l'interprétation étant en quelque sorte suspendus. Par des exercices en salle, transposés ensuite lors de séances en bateau à faible intensité, on offre progressivement une réelle prise de conscience de certaines parties du corps. Elles sont ainsi incluses de façon vivante et homogène dans des circuits fonctionnels et prêtes à utiliser quelles que soient les réponses motrices à fournir. »

« Prendre conscience que toute attitude résulte d'un état d'esprit et d'une certaine forme d'attention aide à évoluer. »

[Ce travail a conduit Anne BOIXEL à mettre au point un calage anatomique des jambes (calejambes) et un cale- pied pour les kayakistes;]

Pierre SALAME :

« Le travail effectué en eutonie, la méthodologie associée à des éducatifs pertinents

et à une terminologie simple ont développé chez l'entraîneur une nouvelle approche du domaine sensible et de ses dérivés. Une initiation et un perfectionnement personnel réalisés en salle m'ont permis de bien assimiler les principes et les pratiques de l'eutonie. L'adaptation à l'activité slalom a été facilitée par le spécialiste qui assiste et participe à de nombreuses séances d'entraînement au bord de l'eau. Les échanges triangulaires furent très enrichissants car la feuille de lecture particulière de l'eutoniste sur l'activité de la kayakiste a été source de renouvellement tant pour l'entraîneur que pour l'athlète. »
« Des ajustements sont suscités directement à partir des perceptions exprimées.
Une aide est apportée au fonctionnement du pagayeur. Beaucoup d'athlètes éprouvent des sensations fines : les identifier, les différencier et les exprimer permet d'en tirer le meilleur profit par l'autorégulation de leur action comme dans le dialogue avec l'entraîneur. »

Souvent la performance (influence du sport) est définie uniquement par son résultat. Mais pour beaucoup, c'est produire un effort – de quelque nature que ce soit – pour atteindre un objectif – quel qu'il soit. Le débutant accomplit une performance en haussant le niveau de ses prestations, l'accidenté en essayant de retrouver tous ses moyens. L'accouchement est une performance. Dans tous les cas, l'habitude d'un dialogue avec son corps, basé sur le sensible, est facilitatrice.

15 - Dialogue et disponibilité

Je dois être disponible pour entendre ce que me dit mon corps, mon corps doit être disponible pour entendre ce que je lui dis. C'est la condition nécessaire pour que ce dialogue s'installe. C'est aussi valable entre les individus, que cela passe par la communication verbale ou par l'expressivité corporelle, consciente ou non.
Prenons un premier exemple :
André est allongé sur un tapis – ou sur une table. Louise est assise à côté, sur le sol ou sur une chaise – ou debout. La consigne est simple : Louise prend la main d'André, la soulève légèrement et la laisse retomber. [Par la suite, la manipulation pourra concerner d'autres parties du corps, avec des modalités adaptées]
Il arrive souvent – au moins au début – qu'André participe involontairement à l'action de Louise ou maintient sa main dans la position qu'elle lui a fait prendre. Que le *manipulé* laisse la *manipulante* agir sans réagir lui- même demande une *disponibilité* qui n'est pas spontanée. Il faut du temps pour qu'une *disposition* s'installe. A propos de cette situation, on parle souvent d'actif- passif. Ce n'est pas faux si on se réfère à l'activité musculaire déployée : André serait passif, Louise active. Cela correspond assez bien aux notions de *déprendre, laisser aller, lâcher prise* .. . courantes.
Mais on peut considérer d'une autre façon ce qui se passe entre André et Louise. Quand Louise soulève la main – et l'avant- bras – d'André, c'est au prix d'un effort minime. C'est elle qui décide de l'ampleur et de la vitesse de son geste. L'action est banale, énergétiquement comparable à celle nécessaire pour soulever un verre ou une assiette. A cela près que Louise ressent les réactions éventuelles d'André. Par la suite, lorsque les manipulations deviendront variées et non plus basées uniquement sur les effets de la pesanteur, l'attitude de Louise vis- à- vis d'André va évoluer et son action se réguler en fonction des limites de la souplesse articulaire de celui- ci, de la géographie de ses tensions, de la sensibilité particulière de certaines parties de son corps. Le terme *actif* prend alors un sens plus qualitatif, davantage orienté vers le recueil des perceptions fines. Le sens de *passif*, attribué à la situation d'André va lui aussi évoluer vers celui d'une *disponibilité* plus générale, devenue nécessaire quand les formes de manipulations se complexifient. André va de plus en plus se familiariser avec une forme du verbe être – je suis manipulé, je me laisse manipuler – et mieux comprendre ce que signifie parfois l'expression « *ne rien faire* ». A la fin de la séquence, André et Louise se parlent et souvent s'étonnent mutuellement devant les descriptions de leur propre comportement qui leur sont renvoyées par le récit des perceptions de leur partenaire.
On change de rôle. Le dialogue muet s'affine. Si on reprend les situations dos à dos ou avec les baguettes, le ressenti ne sera plus tout- à- fait le même.

Dans tous les cas, changer de partenaire est important.
Premier exemple :
Dans un binôme stable, après un premier seuil franchi, une « connivence » risque de s'établir, entraînant des stéréotypes relationnels. L'accoutumance réduit le champ de l'incertain et, partant, la disponibilité nécessaire pour que l'attention éveillée capte les phénomènes qui adviennent et suscite la réaction d'acceptation ou d'opposition, avec

tous les intermédiaires qu'on peut imaginer.

Deuxième exemple :

La disponibilité et les formes d'attention qui l'accompagnent sont sollicitées d'une autre façon lorsque le duo devient trio.

Nous avions précédemment deux partenaires unis par des baguettes, situation propice aux communications et aux échanges. Si nous passons à 3 personnes, réunies par 3 baguettes, la situation évolue, chacun devant être attentif aux deux autres agissant et réagissant de façon différente, tout en tenant compte de son propre comportement. Entre les trois s'instaure une conversation muette, pleine d'initiatives et d'hésitations. Là encore, les échanges verbaux qui suivent la séquence apportent leur lot d'informations, d'explications et de surprises

Troisième exemple :

Des personnes (au moins 3) se déplacent dans un espace libre. Il s'agit pour chacune d'improviser – ou de laisser son corps improviser – une gestuelle. Quand l'une de ces personnes le désire, elle s'approche d'une partenaire. Si celle- ci est consentante, les deux espaces créés par les mouvements de l'une et de l'autre s'interpénètrent, en accord ou en désaccord, se conjuguent ou se séparent, en un dialogue éphémère entre deux (voire plusieurs) corps animés.

Dans une configuration un peu différente, il s'agit, tout en restant distant, de distinguer un ou plusieurs partenaires et de s'accorder avec leurs mouvements, ce qui demande une large vision périphérique et aboutit à une communication d'un type particulier. Ces capacités relationnelles, ainsi sollicitées et exercées vont influencer nos comportements quotidiens, de façon consciente ou non consciente et, souvent, nous aider à les mieux comprendre.

Dans les sports collectifs comme le basket ou le hand- ball, des schémas de jeu, des combinaisons sont longuement étudiés à l'entraînement pour devenir des automatismes. Mais chacun de ces enchaînements doit être déclenché à bon escient. Ce qui suppose une « lecture » instantanée de la situation, avec de la communication à distance. Les exerces d'étude dont nous avons fait état constituent une bonne préparation pour les aspects relationnels d'une équipe en situation de jeu. La danse aussi constitue un lieu de tranfert évident pour ces formes de disponibilité et d'attention.

16 – Conditions du dialogue

Dans les chapitres précédents, nous avons évoqué des situations bien réelles, avec ce que cela comporte d'intentions, de mise en jeu du corps charnel, d'actions et de réactions. Nous avons également précisé les attitudes d'esprit et les formes *d'attention* qui leur ont donné vie et sens. Nous ajouterons maintenant quelques commentaires ainsi que des mises en rapport avec des champs de connaissances susceptibles d'éclairer notre propos.

La cognition incarnée

Ces rapports entre « Science » et « Expérience humaine » sont exprimés par Franscisco VALERA au début de la préface de l'édition américaine de son ouvrage **« L'inscription corporelle de l'esprit »**(1) sous- titré : « Sciences cognitives et expérience humaine ». Il écrit ceci :

« Une conviction anime ce livre de part en part : il faut élargir l'horizon des nouvelles sciences de l'esprit pour prendre en compte dans un même geste l'expérience humaine et les possibilités de transformations qualitatives de ce vécu. Réciproquement, l'expérience quotidienne et ordinaire doit étendre son champ de manière à profiter des intuitions et analyses spécialement élaborées par les sciences de l'esprit. C'est précisément cette possibilité d'une circulation entre les sciences de l'esprit (dites sciences cognitives) et l'expérience humaine que nous explorons dans ce livre. » et, page 18:

«Pour Merleau- Ponty, ... *comme pour nous, la* ***corporéité*** *possède un double sens : elle désigne le corps à la fois comme structure vécue et comme contexte ou lieu des phénomènes cognitifs »*

Ainsi se trouvent envisagés, de façon singulière, les rapports entre *l'expérience quotidienne et ordinaire* et *les sciences de l'esprit.* Encore faut- il, pour que ces rapports soient fructueux, que chacun comprenne le langage de l'autre et saisisse sa démarche.

Dans le même ouvrage, les développements qui suivent nous apportent des précisions :

P. 58, sous le titre : « Le rôle de la réflexion dans l'analyse de l'expérience »

« Ce que nous suggérons est une transformation dans la nature de la réflexion qui, d'activité désincarnée et abstraite, doit devenir une réflexion incarnée (présente) et ouverte sur de nouvelles possibilités d'expérience. Par incarnée, nous entendons une réflexion dans laquelle le corps et l 'esprit sont réunis.

1 VARELA, Francisco, THOMSON, Evan, ROSCH, Eleanor, L'inscription corporelle de l'esprit. Sciences cognitives et expérience humaine, Seuil, 1993, p. 17

Cette formulation vise à transmettre l'idée que la réflexion non seulement porte sur l'expérience, mais qu'elle est une forme de l'expérience elle- même. ......Nous nommons attentive, ouverte cette forme de réflexion. »

La réflexion conduite au cours des chapitres qui précèdent correspond assez bien à

cette définition, ou tout au moins va dans ce sens.
pp. 61 et 62, une image et son commentaire nous intéressent particulièrement. Varela, parlant des pratiques impliquées dans le développement de l'attention/conscience, constate qu'elles sont le plus souvent décrites comme « *l'abandon d'habitudes d'inattention, comme un dés- apprentissage que comme un apprentissage. .... C'est pour cette raison que la tradition de la présence/conscience parle d'efforts sans effort et, métaphoriquement, évoque l'idée d'accorder un instrument à cordes plutôt que celle d'en jouer* »
Plus loin :
« *C'est parce que la réflexion, dans notre culture, a été séparée de la vie corporelle que le problème du corps et de l'esprit est devenu un sujet central pour la réflexion abstraite. Le dualisme cartésien est moins une solution que la formulation de ce problème.* »
Les dernières phrases citées incitent à un nouvel examen du dialogue avec notre corps. De toute façon, conscient ou non, volontaire ou non, il est permanent, mais soumis à des variations suivant celles de la société du moment, de notre environnement et de notre propre état.

Dialogue et société

En France,à l'époque de Descartes (1596 – 1650), les rapports de l'Eglise (catholique) et de l'Etat (monarque régnant) étaient loin d'être définis comme ils l'ont été bien plus tard (au moins au niveau du droit). Depuis longtemps, l'Eglise, censée s'occuper du spirituel et veiller au salut des âmes empiétait largement sur le temporel par l'importance de ses biens terrestres, sa capacité à rendre sa propre justice et la pression qu'elle pouvait exercer sur le roi (de droit divin et couronné par le pape) avec l'arme de l'excommunication.
Une des manifestations les plus connues de la puissance et de la préséance de l'Eglise a été l'Inquisition, instaurée en France au 13° siècle pour se donner les moyens de combattre les Cathares et les Vaudois considérés comme hérétiques. Elle a pris force ensuite au Portugal et en Espagne, atteignant le sommet de sa rigueur dans ce dernier pays. Son action s'est affaiblie progressivement au cours des 17° et 18° siècles et le pape Pie X a mis fin à ses activités au début du 19° siècle. Ainsi, pendant une très longue période, les pratiques individuelles comme celles des sociétés successives ont été fortement marquées par une idéologie dominante et contraignante imposant comme première préoccupation le souci du salut de l'âme, avec pour corollaire la nécessité de suivre les règles de la religion telles que déterminées par l'Eglise.

Dans cette affaire, le corps faisait figure d'accusé. Valet (esclave?) souvent indocile, il était suspecté d'être un obstacle constant à la pureté de la vie de l'homme de foi et châtié lorsqu'on le soupçonnait d'être « possédé du démon ».
Connaissant les difficultés rencontrées par Copernic(1473 – 1543) et Galilée (1564 – 1642), Descartes ne pouvait qu'être prudent . Son célèbre ; « *Je pense donc je suis* » avec ses deux « je » suppose une *existence* et une i*dentité* bien personnelles, fondées sur la seule capacité à *penser.* C'était déjà osé car on pourrait rapprocher cette situation de la parole attribuée à un général craignant des manquements à son autorité

qu'il souhaitait absolue sur les hommes qu'il commandait : « *Réfléchir, c'est commencer à désobéir* ». Remarquons toutefois que les « je » de Descartes laissaient déjà paraître la transformation des pronoms *je, moi, soi* en noms et concepts : le *je*, le *moi*, le *soi.* A la même époque, Pascal (1623 – 1662) déclarait : « *Le moi est haïssable* ». Ce qui montre une forte réticence à laisser une identité personnelle prendre forme au risque de nuire à la recherche essentielle du salut de l'âme. Entre les querelles concernant les conditions de ce salut (Port- Royal) et l'affirmation d 'une pensée à laquelle on ne saurait accorder trop de liberté, il y avait peu de chances pour le « corps sensible » tel que nous l'entendons actuellement de trouver place. D'ailleurs les sens que l'on prenait en considération se limitaient à ceux qui appréhendent l'extérieur et en apportent de l'information (vue, ouïe, toucher ...) (1)
Dans « *Je pense donc je suis* », seule la pensée est désignée comme preuve de notre existence. C'est une façon bien particulière et restrictive de prouver cette existence, si nous la comparons à une façon plus populaire et réelle de s'assurer, sous une autre forme, de l'existence d'un individu. Un exemple nous est fourni par l'origine du mot « croque- mort ». Il désignait ces personnes chargées, surtout au cours des épidémies, de l'inhumation des cadavres. Redoutant d'enterrer un vivant, ils lui mordaient un doigt (dit- on), son absence de réaction étant la preuve que sa vie (au moins terrestre) était bien terminée.

Un changement profond va s'opérer au 18° siècle, lorsque Diderot (1713 – 1784) déclare : « *Je sens donc je suis* », Bernardin de Saint- Pierre (1733 – 1814): « *Je sens donc j'existe*» et Rousseau (1712 – 1787) « Je *sentis avant de penser* » Ce « sensible » a été littéralement « découvert » en bonne partie parce que ce qui l'empêchait d'émerger a perdu de son influence en même temps que progressaient l'étude et le sentiment de la nature. Ainsi aux sens rendant compte de l'extérieur s'ajoute un autre sens qui apporte des renseignements provenant de notre propre corps et plus généralement contribue à notre relation avec ce corps. Nous dirions, dans un langage actuel, qu'aux sensations extéroceptives jusque- là seules dignes d'intérêt s'ajoutent des relations intéroceptives.

- Ce chapitre s'inspire des travaux de Georges VIGARELLO et plus particulièrement de son ouvrage « Le sentiment de soi » sous- titré : « Histoire de la perception du corps » (Seuil, 2014)

La présence du corps va progressivement s'affirmer, être acceptée, reconnue digne d'attention. Le corps devient partie constitutive du « soi ».
L'Encyclopédie formule ainsi la pensée du moment : « *Cet objet particulier [le corps] non seulement devient pour nous le centre de tout l'univers et le point dont nous mesurons toutes les distances mais nous nous accoutumons encore à le regarder comme notre être propre.* » Inconcevable un siècle avant.
Le corps avait été considéré comme la partie animale de l'individu, certes nécessaire mais dont il fallait se distinguer, proclamant ainsi la différence entre un humain pensant, doué d'une âme et *l'animal- machine* réputé dépourvu d'esprit. Plus l'animal était déconsidéré, plus l'humain affirmait son caractère unique et supérieur, Cette

manière de penser, nous la retrouvons de façon constante lors des processus de domestication ou de colonisation et avec des variantes dans bien d'autres secteurs. Encore de nos jours, les exemples abondent.
La distance qui sépare le statut du corps au 17° siècle de ce qu'il est devenu au 18° nous donne un bon exemple de l'évolution d'une « grille de lecture » changeant notre vision du corps et, partant, la nature du dialogue.
Quittons ces périodes où apparaissent de nouvelles attitudes, où se forment de nouvelles idées qui, sans chasser entièrement les plus anciennes, perdurent dans notre société actuelle. Examinons maintenant quelques éléments qui rendent possible ou favorisent le développement de nos pratiques, ce qui aidera à mieux comprendre le sens de nos activités.

Objectifs et conditions de notre pratique

Imaginons un *individu* s'affirmant (C'est moi – Moi je vous dis) en quelque sorte *vertical,* revendiquant son *identité* dans le sens d'être unique, particulier et circonscrit (*ipséité*) ayant sa propre façon de percevoir et de penser, qu'il considère comme seules valables. Il en résulterait une attention exclusivement tournée vers lui- même, avec la représentation particulière que cela suppose.
Imaginons un *individu* plus *horizontal* correspondant à l'autre sens du terme identité : identique, semblable à, pareil que ... avec une part importante de *mêmeté* et une moindre affirmation de différence.
L'équilibre entre ces deux aspects nous donne une idée de ce qui sous- tend notre pratique : aider chaque individu à trouver (ou retrouver) son être propre, percevant, interprétant, établissant des relations, Cela par des moyens, des propositions de situations adaptées aux besoins, aux désirs, au contexte, à ce qui peut être accepté ou non. Le terme de *pédagogie* trouve ici tout son sens, avec ce que cela comporte de compétence et de capacités d'adaptation. Sans oublier les conditions matérielles , toujours importantes,
Quelles que soient les époques, les lieux et les populations, les conditions favorables pour la mise en place en place et l'exercice des formes d'attention que nous préconisons ont de nombreux points communs. Ainsi, au 13° siècle, un moine bouddhiste qui fait encore référence dans le zen japonais décrit minutieusement celles nécessaires à la méditation et – peut- être – à l'ouverture du chemin conduisant à « l'éveil ». Nous y trouvons des indications de calme, de station confortable, etc. Ainsi l'individu, non contraint par un vêtement inapproprié ou une position incommode ne sera pas préoccupé par des sollicitations intempestives et restera disponible. Au moins en début de parcours, il est souhaitable que ces conditions soient remplies. Elles paraissent communes, voire banales. Ce qui assure de leur congruence avec le fonctionnement de l'être humain.
Même dans les meilleures,conditions, il n'est pas toujours facile pour une personne de laisser de côté des repères *qui allaient de soi* et participaient à son équilibre ordinaire pour entrer dans la zone d'incertitude favorable aux changements. La plupart du temps, ce *sas d'entrée* prend forme dans le calme d'une salle, souvent en position couchée, avec un intérêt pour le *sensible* que le petit matériel (balles, bâtonnets, etc) aide à faire émerger. Ce n'est pas l'apprentissage d'une langue nouvelle mais l'ébauche

d'une nouvelle grille de lecture nécessaire pour accueillir les informations captées par nos sens, qu'elles proviennent de nous- même ou de l'extérieur. Cette grille résulte de notre disponibilité, de notre état d'esprit, de l'orientation de notre attention. Elle se constitue en partie dans les circonstances que nous venons d'évoquer. La durée de sa mise en place varie selon les individus. Parfois elle reste (au moins consciemment) liée au lieu et à la forme des exercices. Nous pouvons aider son extension à d'autres moments de notre vie, dans des situations finalisées ou non. Pour faciliter ce transfert, il est utile de varier les exercices et leurs conditions d'exécution. Nous en avons précédemment fourni des exemples

La parole

Dans les chapitres précédents, il en a souvent été question. Elle perd en quantité avec les périodes de silence, l'attention portée au sensible et la place prise par l'expressivité corporelle. Elle doit trouver d'autres formes significative pour exprimer des états inhabituels ou peu mentionnés dans les conversations ordinaires. En fait, l'expression verbale devient un élément du comportement – entre autres. Nous aurons une idée de cette place – particulière et limitée – par comparaison avec celle qu'elle occupe dans d'autres lieux et à d'autres époques.

Socrate

On dit que Socrate, enseignant des élèves débutants, était séparé d'eux par un drap. Il ne souhaitait pas que l'expressivité corporelle captée par la vue ne vienne troubler la pureté des idées échangées. Il faut dire qu'en Grèce, à cette époque, les idées étaient réputées exister *en elles- mêmes*, ayant une existence *autonome*. A charge, pour les humains, de les *découvrir*. Mais leur séparation de la corporéité n'entrainait ni mépris ni défiance à l'égard du corps, dont la beauté était appréciée et célébrée, comme en témoignent en particulier les arts du moment.

Evoquer ce mode de fonctionnement nous fournit un élément de comparaison pour préciser nos façons de procéder. D'abord une similitude : nos élèves, eux aussi, sont mis dans des situations favorables à une recherche personnelle. Mais cela dans un registre différent puisque leur attention est portée sur le corps, pour en appréhender la réalité, la fonctionnalité multiple et entrer en dialogue avec lui. Non pas comme on procéderait avec un étranger, mais dans une *communion* permanente, avec les influences réciproques qui en découlent. Le ressenti, l'éprouvé sont premiers. Lorsque vient le moment de la parole, celle- ci cherche à exprimer non une vérité, mais la réalité de ce qui a été vécu par un individu particulier, cela étant plus ou moins dicible en raison de son caractère personnel et de sa proximité avec l'intime. *On ne dit pas tout à n'importe qui*. Mais il est plus facile de témoigner à ce sujet au sein d'un groupe où tous les participants ont été sollicités et aiguillés par les mêmes consignes et où la diversité des récits rend incertaine l'idée de norme.

Les disciples de Socrate étaient questionnés de façon incisive par le maître qui cherchait à leur faire trouver et exprimer des idées, en général à propos de thèmes aussi généraux que le *bien,* le *beau* et quelques autres souvent abordés dans les débats du moment. Mais les questions induisaient des façons originales de les considérer. Les réponses faisaient naître de nouvelles questions, cela dans un processus sans

cesse renouvelé, connu sous le nom de *maïeutique* (l'art de faire accoucher les esprits). Il s'agissait de guider l'élève dans une approche de la *vérité* facilitant son *dévoilement*.
Nous aussi, nous mettons nos élèves dans de bonnes conditions et les incitons à prendre des voies pour accéder à de nouvelles perceptions – ou à les susciter – en créant des canaux inhabituels de communication – de dialogue – avec leur corps. Si les *idées* exprimées par les disciples de Socrate visaient à une abstraction impersonnelle, celles portées par la parole de nos élèves racontent quelque chose d'éprouvé comme réel, plus ou moins dicible en raison de son caractère singulier, du vocabulaire que la personne peut mobiliser pour ce genre d'expression et en fonction de son rapport à l'intime ou bien encore à sa distance avec l'image que l'on souhaite donner de soi.

Psychanalyse et somatoanalyse

L'image classique de l'analysant allongé sur le divan et du psychanalyste assis hors de sa vue indique bien l'importance première de la parole dans leur relation.
Dans sa préface de l'ouvrage de Gerda Alexander (**Le corps retrouvé par l'eutonie**), le professeur Henrotte fait un parallèle entre psychanalyse et eutonie, la première ressortissant du domaine de la psychologie, la seconde s'intéressant au corps. Cette différence, il la schématise en proposant une construction terminologique symétrique. Ainsi l'Eutonie appartiendrait (comme le Hata- Yoga, Feldenkrais ...) au groupe des *somatoanalyses.*

Selon que l'on privilégie la psychologie ou la corporéité, la place de la parole, l'importance relative de celle-ci, l'exploitation qui en est faite diffèrent. Il faut aussi tenir compte de ce qui a précédé sa production, du lieu et du moment, des compétences et de la grille d'analyse de qui la reçoit. Chaque spécialiste peut interpréter à sa façon ce qui est dit : le matériau est disponible.

Mais, dans le contexte d'une séance collective ou individuelle, l'échange parolier a d'autres fonctions, incluses dans le processus d'évolution des rapports avec le corps. Il prend d'ailleurs des formes différentes selon qu'il s'agit d'un travail en groupe ou individuel. Dans les deux cas, les consignes sont larges. Ell mais incitent plutôt à l'exploration et à l'accueil de ce qui advient. Il en résulte qu'une partie de ce qui est éprouvé l'est de la même façon par tous et qu'une autre partie est propre à chacun. De plus, dans la même situation, à des moments différents, une même personne aura des ressentis différents. Ces phénomènes inhabituels sont parfois difficiles à accepter immédiatement. Dans le groupe, les témoignages, avec leurs mêmetés et leurs différences aident chacun à se situer – peut- être se rassurer – et considérer d'un autre œil ces états souvent surprenants. Dans le cas du travail individuel, ce sont deux personnalités qui vont communiquer en partie oralement, avec leurs capacités d'écoute et d'accueil si importantes pour la qualité des échanges et la continuité du processus en cours.

Scènes

Au théâtre, expression corporelle et vocale entretiennent des rapports variables.

Parfois seul le texte littéral importe, mis en valeur par les intonations de la voix, parfois les mimiques de l'acteur sont de première importance.
L'opéra, dans son histoire comme dans la variété de ses mises en scène nous offre un bel exemple de rapports mouvants entre le texte chanté, la musique qui l'accompagne (ou qu'il accompagne) et l'expressivité de l'artiste qui le sert.

Paroles

Des corps de métiers ont leur propre vocabulaire technique. Il leur est nécessaire pour exprimer et communiquer : on demande un marteau, on n'a pas besoin d'une truelle. Chez nous, il n'y a pas eu création d'un langage technique particulier. La tentation a existé, la réalisation n'a pas suivi. Il aurait peut- êté eu création de quelques concepts spécifiques intéressants, mais qui n'auraient pas contrebalancé le risque d'enfermement dans un langage ésotérique. Une connaissance non exceptionnelle de la construction et du fonctionnement du corps humain suffisent pour que l 'attention, convenablement aiguillée, se porte sur telle ou telle partie du corps et le langage courant suffit pour que les interlocuteurs se comprennent. D'ailleurs Gerda Alexander, lorsqu'elle est venue enseigner en France (années 1960) ne possédait qu'un vocabulaire réduit dans notre langue. Il s'est avéré suffisant. Plus tard, ayant enrichi sa connaissance du français, ses consignes sont restées simples et concises, participant ainsi à l'ouverture de son enseignement.
La parole du meneur de jeu n'est pas destinée à ordonner ni même à suggérer, mais à orienter l'attention et la rendre disponible pour accueillir des *sensations* auxquelles, d'ordinaire, nous ne laissons pas la possibilité d'accéder à la conscience claire avec le statut de *perception*.

De plus, ces formes d'attention vont déclencher des phénomènes corporels inhabituels. C'est notre attitude – parole comprise – qui aidera les participants à accepter, voire à rechercher ces nouvelles formes de relation – de dialogue – avec le corps.
Cette parole oriente. Encore faut- il savoir de quelle façon et à quel degré. Nous sommes dans une sorte de « *pédagogie de la découverte* » , laquelle ouvre un chemin facilitant l'accès à des lieux nouveaux parce qu'explorés d'autre façon, où chacun trouvera une chose ou une autre en fonction de sa complexion, de son état, de ce qu'il est capable d'accepter ou de refuser.
Les indications des intervenants oscilleent d'ordinaire entre deux pôles. Le langage de l'un sera caractérisé par des consignes exprimées en peu de mots, laissant à l'élève un paysage ouvert. Avec un autre, les consignes seront complétées par des sous-consignes aboutissant à un guidage plus précis. Entre les deux, une diversité en fonction du contexte, de la situation du moment, de l'histoire personnelle, du caractère et du tempérament des participants comme du meneur de jeu.
Très souvent, la pratique s'effectue dans une salle, avec un groupe d'une dizaine de personnes, généralement des adultes. Sa durée est d'environ une heure et demie, identique à celle proposée par des méthodes poursuivant des objectifs du même ordre.
La première condition de la prise de parole des participants, c'est qu'elle n'intervienne pas à un moment où elle pourrait troubler le travail du groupe. Elle aura sa place entre

les séquences de la séance ou dans les moments plus formalisés où l'ensemble des participants et l'animateur sont réunis.
Dans le travail à 2 ou plusieurs, nous avons souligné l'importance des échanges verbaux, lorsque la séquence est terminée, pour nommer ce qui a été ressenti, l'élucider pour soi- même, lui donner une forme communicable et aussi avoir conscience de ce qu'on ne dira pas. Ainsi se seront épaulées la communication non-verbale et la communication verbale, ensemble favorable à une autre appréhension de soi, de l'autre, de soi et de l'autre.
C'est l'occasion de découvertes, surprenantes et agréables dans leur nouveauté ou bien difficiles à accepter. C'est d'ailleurs une des raisons pour lesquelles certains continuent dans cette voie alors que d'autres s'en éloignent.
Dans un travail effectué par 2 ou 3 personnes agissant et réagissant en interaction constante, la conduite corporelle de chacun résulte d'intentions, d'acceptations ou de refus (conscients ou non). L'ensemble des ressentis alimente les échanges qui suivent.
Autre cas : on suit les mêmes consignes, mais en travaillant séparément. A la fin, il y a quelques conversations soit avec le « voisin de tapis », soit avec une autre personne que vous avez choisie ou qui vous a choisi. Les vécus, parallèles, n'ont pas donné lieu auparavant à une communication sensible mais les échanges, en cette occurrence, n'en ont pas moins de valeur. Il en va de même des conversations informelles enclenchées à d'autres moments.

Elles permettent d'exprimer ou de taire en fonction de l'interlocuteur ce que l'on a ressenti. Elles ont de l'importance pour la connaissance de soi, par la prise de conscience de ce que l'on dit et de ce que l'on ne souhaite pas dire, de même que le témoignage de l'autre va conforter ou relativiser votre façon d'envisager vos propres perceptions.
Lorsque le groupe entier (animateur compris) est réuni pour un échange verbal, des phénomènes inhérents à ce genre de situation se développent : qui parlera – ou ne parlera pas – le premier ? Un tel restera muet, un autre va accaparer la parole. Fabienne expose ce qu'elle a vécu, Raymond se lance dans une explication-justification … Pour l'animateur, selon sa compétence, son expérience, sa personnalité et sa perception, à ce moment, des besoins et des désirs du groupe comme de chacun des participants, il va osciller entre des explications complémentaires (plus ou moins directement réclamées), des tentatives d'interprétation et une attitude d'écoute, accueillant de la même façon tous les témoignages. C'est alors que va s'opérer entre les participants une *auto- régulation* (une *fermentation* disent certains), l'animateur guidant par petites touches. Nous sommes au cœur d'un phénomène complexe, mouvant, dont il convient de faciliter l'évolution plutôt que trop la formaliser.
La parole occupe une place particulière lorsque la scène se joue à 2. Par exemple lorsque quelqu'un vient trouver une personne réputée compétente et susceptible de lui apporter une aide. La demande peut être aussi bien relative à une incommodité ou une souffrance qu'au désir, par exemple pour un sportif, de trouver de nouveaux moyens pour améliorer sa performance. Ce sont des situations souvent complexes et toujours particulières. Les échanges verbaux vont évoluer au fur et à mesure que la relation

d'aide va se développer. Il n'est pas possible de donner un modèle général, mais on peut faire état de consignes mettant en situation, d'expression orale du vécu ainsi que d'une foule d'idées adjacentes. L'état, l'expressivité du corps et les paroles contribuent, dans des proportions changeantes, à de nouvelles prises de conscience génératrices de nouveaux comportements.

Dans le système que nous présentons, la place et le rôle de la parole sont déterminés par les rapports entre le moyen particulier – et limité – de communication qu'elle constitue, la nature de ce qu'elle est appelée à exprimer (rapport signifié- signifiant), sa situation parmi d'autres modes d'expression (expressivité du corps). Ici, on pourrait la dire *incarnée*, car elle est liée à des états corporels dont il est souvent difficile de rendre compte, le choix des expressions judicieuses n'étant pas évident et l'énoncé délicat, fluctuant entre ce que l'on souhaite dire et ce que l'on peut dire. D'autre part, les rapports avec l'expressivité du corps, à ce qu'il a *dit* et dont vous êtes plus ou moins conscient varient entre renforcement mutuel, complémentarité et dissonance.
Dans ces moments, la parole exprime du ressenti, ce qui fait que le discours, ancré dans du réel, risque moins de se perdre dans du virtuel et devenir un simple épiphénomène.

C'est une façon saine et pratique de rééquilibrer des modes de communication lorsque l'habituelle pléthore d'échanges paroliers en l'absence du corps risque de laisser peu de place à une véritable relation humaine.
Dans le « tourbillon de la vie », les sens et l'esprit s'entremêlent et correspondent de multiples façons. Il y a les capacités humaines et leurs limites ainsi que celles des variations individuelles dont les ajustements rendent possibles des conduites orientées par la société du moment. A chaque époque, des combinaisons particulières sont privilégiées. La parole a sa place, mais dans notre travail, elle ne saurait devenir envahissante. Qu'elle incite ou exprime, elle reste liée au sensible, à l'éprouvé provenant de soi- même ou de la relation avec les autres. Ainsi chargée de sens, c'est – entre autres – un élément de notre comportement.

17 – Conclusion

Ce qui est exposé dans l'ensemble de cet ouvrage doit beaucoup à l'enseignement de Gerda Alexander dont l'oeuvre a pris le nom d' **Eutonie**.
Gerda Alexander ne nous a pas légué un système ordonné d'exercices à reproduire. Ceux qu'elle nous proposait étaient fort simples. Elle avait choisi ces « exercices d'étude » comme supports adéquats pour ce qu'elle souhaitait promouvoir. Ses élèves les ont recueillis et les emploient – entre autres – dans leur enseignement. Mais la forme et la mécanique de ces exercices ne suffisent pas à donner une idée de la démarche eutonistique. L'essentiel, c'est la sollicitation et l'orientation de l'attention en direction du corps pour dévoiler et examiner des espaces et des aspects auxquels nous n'avons pas l'habitude d'accéder, soit que nous ne le cherchions pas, soit que nous n'en ayons pas les moyens.
Nous avons affaire à une activité *transversale*, non liée à une spécialité, ce qui fait qu'elle peut prétendre à un large éventail de terrains d'intervention. Nous en avons donné des exemples. Susceptible d'agir favorablement pour améliorer l'équilibre fonctionnel d'un humain, elle apporte, dans les rééducations, une aide pour faire accéder un individu à des ressources qu'il n'aurait pas trouvées seul ou qu'il n'aurait pas su mettre en œuvre. Il en va de même pour la préparation d'une performance, sportive ou autre.
Des fonction *transversales*, nous en avons un bon exemple avec l'apprentissage de la lecture qui permet par la suite de découvrir et exploiter les informations, les idées contenues dans des écrits. De même les exercices de musculation ne sont pas uniquement préparatoires à l'haltérophilie et nos aliments nous apportent de l'énergie pour toutes nos activités. Nous trouvons une façon d'exprimer cette *transversalité* dans ce que dit un technicien de son métier : « *Nous accordons des instruments, nous n'en jouons pas*». Il exprime ainsi ce qui est fondamental pour lui : faire qu'un instrument sonne juste. Il se peut que, par ailleurs, il soit capable d'en bien jouer .

A un instant T de notre vie, nous sommes dans un certain état physique et mental résultant de la combinaison inné- acquis avec les circonstances du moment. En fait, notre personne est le lieu d'un processus permanent de contrôle aboutissant au maintien de l'*homéostasie*, cette zone à l'intérieur de laquelle peuvent varier des paramètres biologiques, constamment régulés pour qu'ils n'en franchissent pas les limites. Ainsi l'ensemble de nos fonctions s'exerce sans entrave. Steven Rose proposait d'ailleurs plutôt le terme d'*homéodynamique* afin de mieux rendre compte de l'ajustement constant de ces régulations.
Les circonstances font que parfois un secteur de notre organisme perd en partie la souplesse et la malléabilité nécessaires à l'accomplissement des tâches qui lui sont dévolues au sein de notre ensemble vivant et agissant. Ainsi des tensions excessives s'installent dans nos muscles, comme tendance générale ou affectant des régions particulières
Elles sont aisément repérables. Leurs causes le sont moins, ainsi que leurs relations

avec d'autres secteurs de l'organisme. Cette *inscription* dans notre musculature posturale ou dynamique peut aussi bien résulter de chocs émotifs, d'attitudes mentales, de gestes stéréotypés longuement reproduits, de réflexes de défense contre une douleur persistante, etc. Les limitations d'action et de réaction ainsi que les compensations qui en résultent constituent un obstacle au fonctionnement harmonieux de l'organisme et demandent une dépense d'énergie supplémentaire.

A l'époque où l'oeuvre de Gerda Alexander prenait corps et prenait nom (1957), les études portant sur le tonus étaient nombreuses et la vague des neuro- sciences en portait la connaissance vers un public élargi. Les deux racines grecques qui forment le terme **eutonie** (**tonos** = tonus et **eu** = bien, bon) donnent une idée d'un des objectifs du travail de Gerda Alexander : aider à acquérir (retrouver) un tonus équilibré, propre à un individu et capable de s'ajuster aux situations du quotidien. La plupart du temps la configuration de l'environnement, si elle n'est pas trop inhabituelle, déclenche notre action sans passer par un processus conscient. Dans d'autres cas, il s'agit seulement de déterminer l'objectif, en quelque sorte de *passer commande* pour que notre corps exécute.

A certaines époques de notre vie et pour atteindre des buts particuliers, une période d'apprentissage est nécessaire.Que cet apprentissage prépare à la réalisation d'un enchaînement gymnique, d'une chorégraphie ou d'une combinaison d'attaque en sport collectif, le corps doit mémoriser une suite coordonnée de gestes techniques dont le déclencheur sera un signal de départ, le moment musical où la disposition à cet instant des joueurs sur le terrain. La séquence préparée va alors se dérouler sans qu'il soit nécessaire de déclencher consciemment chacune de ses phases. Il y aura des différences selon que l'exécutant *récite* un ensemble de formes et de mécanismes ou s'il *interprète* en étant bien présent avec toute sa sensibilité et sa disponibilité. Cette *vivance*, cet état de l'individu en unité que notre démarche cherche à promouvoir est une des conditions de l'ajustement de l'action à des changements de situation minuscules ou importants. Par exemple, dans un sport collectif, l'action de l'adversaire permet rarement le déroulement intégral du schéma d'attaque prévu. Bien qu'engagé dans une combinaison précédemment apprise, le joueur doit disposer d'une disponibilité lui permettant de réagir à une situation imprévue.

Mais toute cette souplesse d'action et de réaction suppose un corps « en ordre », dans le sens où on parlerait d'un « ordre de bataille » ou d'un « ordre de marche », c'est- à-dire d'un corps disposant de toutes ses capacités et à même de les employer sans être limité par quelque entrave à sa mise en action et qui proviendrait de lui- même.

C'est aussi dans cette perspective que nous avons évoqué les formes d'attention mises en jeu.

Elles vont d'une attention large, disponible pour accueillir des informations faites de sensations et autres signes, même inattendus ou paraissant incongrus jusqu'à une attention focalisée sur un territoire bien délimité ou à la recherche de renseignements précis. Ces formes d'attention, conditions de l'établissement d'un dialogue avec le corps, ne sont pas spécifiques à ce projet. Intellect et corporéité, tout l'individu est concerné et, comme nous avons pu le constater en milieu scolaire – mais aussi dans d'autres milieux – ces attitudes, que l'on dit mentales, sont en bonne partie transférables dans l'observation, les apprentissages et d'autres circonstances de la vie quand elles ont été initiées de cette façon.

Un bruit, une sensation inhabituelle sollicitent et orientent l'attention. Il en va de même pour un texte qui nous captive. L'injonction bien connue : « Fais attention ! » incitera aussi bien à déceler et éviter un danger qu'à mieux écouter. A propos d'un même objet, l'attention portée sera identique de la part de plusieurs individus en tant qu'attitude d'esprit. tout en étant tributaire des connaissances et des intérêts de chacun. Ainsi, portant son attention sur une pierre, le minéralogiste cherchera des renseignements sur les phénomènes qui ont déterminé sa constitution alors qu'un entrepreneur de travaux publics sera davantage intéressé par ses qualités mécaniques. C'est l'attention centrée, focalisée du spécialiste, tributaire de sa personnalité et des grilles de lecture qu'il a appris à utiliser au cours de sa formation, théorique et pratique. Mais l'attention est aussi, par excellence, une *fonction transversale*. Sa problématique dépasse même les limites de l'humanité. Nous pouvons décrire ses manifestations chez les autres mammifères et, encore plus largement, chez tous les êtres vivants. C'est souvent une condition de survie : l'antilope est attentive à l'approche des carnassiers, la racine aux rocs interrompant son trajet et à la composition du sol. Dans un autre registre, le judoka, accaparé par les sensations proprioceptives nées de son effort, doit cependant garder une certaine disponibilité pour percevoir les signes de l'état et de l'action de son adversaire. Le traumatisé a besoin d'aide pour renouer des relations avec son corps devenu autre.
Ce *dialogue*, il peut être conscient , non- conscient ou, comme souvent, l'un et l'autre dans des proportions variables.
La démarche qui sous- tend ce que nous avons exposé et proposé constitue une entrée intéressante vers ce dialogue, cet aller- retour souple et toujours renouvelé avec notre corps et, vis- à- vis de l'extérieur, par notre corps.

18 – Bibliographie

ALEXANDER, Gerda, Le *Corps retrouvé par l'Eutonie*, Tchou, 1977.
ANZIEU, Didier et coll., *Les enveloppes psychiques*, Dunod, 1987.
BATESON, Grégory, *Vers une écologie de l'esprit*. t.1 et 2, Seuil, 1977.
BERNARD, Michel, *L'expressivité du corps*, Delarge, 1976.
BERTHOZ, Alain, *Le sens du mouvement*, O. Jacob, 1997.
BERTRAND, René et coll., *Corps sensible et EPS*, CRDP Besançon, 2002.
BERTRAND, René, *Enseignants, vous avez un corps,* Jets d'encre, 2016.
BILLETER, Jean- François, *Leçon sur Tchuang- Tseu*, Allia, 2004.
BILLETER, Jean- François, *Un paradigme*, Allia, 2012.
CHOMSKY, Noam, *Le langage et la pensée*, Payot, 1996.
BOUVERESSE, Jacques, *Langage, perception et réalité*, 2t., J. Chambon, 1992 et 2002.
BRAUNSTEIN, Françoise, PEPIN, J.- François, *La place du corps dans la civilisation occidentale*, PUF, 1999.
CANGUILHEM, Georges, *Ecrits sur la médecine*, Seuil, 2002.
CHANGEUX, J. Pierre, Raison et plaisir, O. JACOB, 1994.
CHANGEUX, J. Pierre, RICOEUR, Paul, *Ce qui nous fait penser,* O. Jacob, 2000.
CHANGEUX, J. Pierres, *L'homme de vérité*, O. Jacob, 2002
CYRULNIK, Boris, *Les nourriture affectives*, O. Jacob, 2000.
DULIEGE, Dominique, *L'eutonie de Gerda ALEXANDER*, Vie, 2015.
DULIEGE, Dominique, *L'eutonie pour les musiciens et chanteurs*, Alexitère, 2016.
ECO, Umberto, *L'oeuvre ouverte*, Seuil, 1965.
ECO, Umberto, *Les limites de l'interprétation*, Grasset, 1992.
FREUD, Sigmund, *Introduction à la psychanalyse*, Payot, 1961.
FREUD, Sigmund, *Cinq leçons sur la psychanalyse*, Payot, 1966.
GRUZINSKI, Serge, *La pensée métisse*, Fayard, 1999.
HEIDEGGER, Martin, *Etre et temps,* Gallimard, 2001
HEMSI de GAINZA, Violeta, *Entretiens sur l'Eutonie avec Gerda ALEXANDER*, Dervy, 1997
JOUSSE, Marcel, *L'anthropologie du geste*, Gallimard, 1974.
JULLIEN, François, *Un sage est sans idée*, Seuil, 1998
JULLIEN, François, *Du « temps »*, Grasset, 2001
JUNG, Karl- Gustav, *L'énergétique psychique*, Georg & Cie Genève, 1981.
KUNDERA, Milan, *La lenteur,* NRF, 1995.
KUNDERA, Milan, *L'identité*, NRF, 1997.
LEPLAT, Jacques, *Regards sur l'activité en situation de travail*. PUF, 1994.
LEPLAT, Jacques et coll., *Le développement des compétences*, Education permanente n° 123.
LARMORE, Charles, *Les pratiques du moi*. PUF 2004.
LE BRETON, David, *Anthropologie du corps et modernité*, PUF, 2001.
LECOQ, Jacques, *Le corps poétique*, Actes Sud. 1997.

MAALOUF. *Les identités meurtrières*. Grasset, 1998.
MACH Ernst, *L'analyse des sensations*, J. Chambon, 1996.
MICHEL, Marcelle, GINOT ,Isabelle, GODARD, Hubert, *La danse au 20° siècle*, Bordas, 1995.
MORIN, Edgar, *Le paradigme perdu : la nature humaine*, Seuil, 1973.
PERRIN, Eliane, *Cultes du corps*, Pierre- Marcel Favre, 1984.
PIAGET, Jean, *Psychologie et pédagogie*, Denoël, 1969.
PIAGET , Jean, *Psychologie et épistémologie.* Denoël, 1970.
PINKER, Steven, *Comprendre la nature humaine*, O. Jacob, 2005
POPPER, Karl-R., *Des sources de la connaissance et de l'ignorance*, Rivages poche, 1998.
RICOEUR, Paul, *Soi- même comme un autre*, Seuil, 1990.
RICOEUR, Paul, *Parcours de la reconnaissance*, Stok, 2004.
REY, Bernard, *Les compétences transversales en question.* ESF, 1996.
ROSA, Hartmut, *Remède à l'accélération*, Philosophie magazine, 2018.
ROUSTANG, François, *Influences*, Editions de Minuit, 1990.
ROUSTANG, François, *Qu'est- ce que l'hypnose* ? Editions de Minuit, 1994.
TADIE, Jean- Yves et Marc, Le sens de la mémoire, Gallimard, 1999.
VARELA, Francisco, THOMSON, Evan, ROSCH, Eleanor, *Inscription corporelle de l'esprit*, Seuil, 1993.
VIGARELLO, Georges, CORBIN, Jacques COURTINE, Jean- Jacques, *Histoire du corps (3 volumes)*, Seuil, 2005.
VIGARELLO, Georges, *Le sentiment de soi*, Seuil, 2014.
WALLON ? Henri, *De l'acte à la pensée*, Flammarion, 1970.

Articles

BERTRAND, René, *Relaxation, Eutonie, Education Physique*, Revue EPS N°88,89,90, 1967- 1968
BERTRAND, René, *Eutonie et EPS*, Revue EPS n° 153, 1978
BERTRAND, René, BOIXEL, Anne, SALAME, Pierre, Eutonie, *Préparation des athlètes en canoë- kayak, slalom*. Revue EPS n° 266, 1997.

Eutonie (renseignements) : consulter le site de l'Institut d'Eutonie

Table des matières :

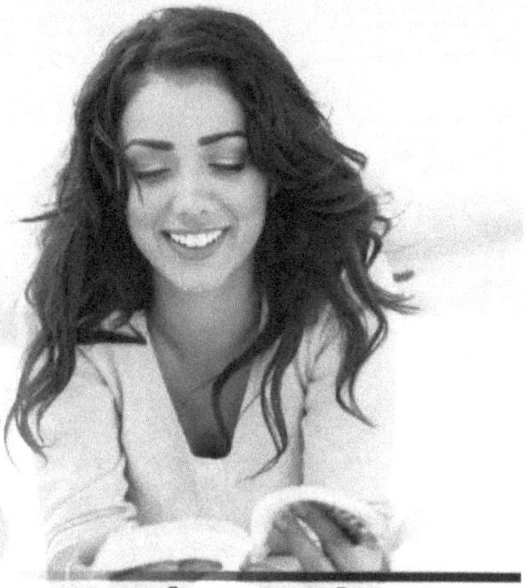

FSC
www.fsc.org
MIX
Papier | Fördert
gute Waldnutzung
FSC® C083411

Kolibri 360 GmbH
Ferdinand-Jühlke-Straße 7
99095 Erfurt, Deutschland
produktsicherheit@kolibri360.de

Druck:
CPI Druckdienstleistungen GmbH
im Auftrag der
Kolibri 360 GmbH
Ferdinand-Jühlke-Str. 7
99095 Erfurt